Körper, Geist und Seele

Qigong Übungsbuch Band I

Körper, Geist und Seele

Qigong Übungsbuch Band I

Jing-Gong (Stilles Qigong)

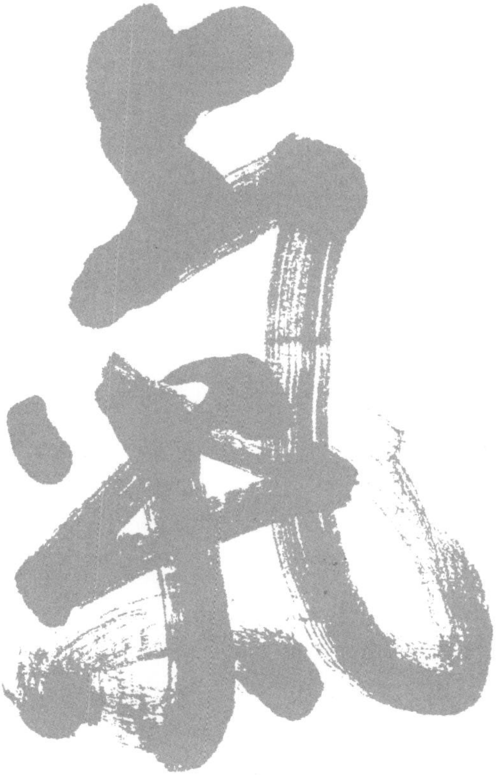

von Foen Tjoeng Lie

kolibri-verlag

Die Ratschläge in diesem Buch sind vom Autor und vom Verlag sorgfältig erwogen und geprüft, dennoch kann eine Garantie nicht übernommen werden. Eine Haftung des Autors bzw. des Verlages und seiner Beauftragten für Personen-, Sach- und Vermögensschäden ist ausgeschlossen.

ISBN 3-928288-01-6

Titel: Thomas Börnchen, Hamburg
Illustrationen: Thomas Börnchen, Hamburg
Satz: Thomas Börnchen, Hamburg
Lektorat: Almut Schmitz
Herstellung: Hans Steffens Graphischer Betrieb GmbH

Inhaltsverzeichnis

III. STILLES QIGONG

IV. APPENDIX

I.
Allgemeine Hinweise

Allgemeine Hinweise

In diesem Kapitel geht es um allgemeine Hinweise, die als Grundlage für alle Qigong-Übungen gelten. Je mehr Hinweise Sie beachten und je mehr Empfehlungen Sie nachkommen, um so leichter werden Ihnen die Übungen gelingen. Jedoch sollten Sie diese Hinweise und Empfehlungen nicht als absolutes Muss betrachten. Sie dienen uns allen als Rahmenbedingungen, die zwar möglichst eingehalten, jedoch flexibel je nach Machbarkeit gehandhabt werden sollten.

1. Übungszeiten

Wenn Sie verschiedene Bücher über Qigong zur Hand nehmen, so werden Sie feststellen, dass dort sehr unterschiedliche Meinungen darüber vertreten werden, wann günstige Übungszeiten sind. Daraus zu schließen, die Übungszeiten seien letztlich völlig beliebig, wäre jedoch nicht richtig. Die differierenden Auffassungen sind vielmehr auf verschiedene Erfahrungen mit unterschiedlichen Übungsformen zurückzuführen. Gebote und Verbote, die für die Effizienz der einen Übung unabdingbar oder förderlich sein mögen, sind für eine andere Übung noch lange nicht zutreffend. Nicht alle Forderungen einer bestimmten Qigong-Schule oder -Richtung sind beliebig auf alle anderen übertragbar.

Grundsätzlich bestimmen folgende Kriterien die Übungszeiten:

Eine der wichtigsten Voraussetzungen für ein gutes Gelingen beim Qigong ist die innere Ruhe. Richten Sie Ihre Übungszeit also danach aus, wann Sie am besten in einen Zustand innerer Ruhe gelangen, um möglichst konzentriert und aufmerksam üben zu können. In der Regel werden unter diesem Aspekt meist die Morgenstunden, teilweise auch die Abendstunden als Übungszeiten ausgewählt.

Bei meditativen Qigong-Übungen ist der günstigste Übungszeitpunkt außerdem abhängig vom Gegenstand oder Imaginationsobjekt der jeweiligen Übung. Offenkundig ist dies etwa bei der Vollmondmeditation, die sinnvollerweise in den Abendstunden beziehungsweise in der Nacht gemacht wird, in der der Vollmond am Himmel steht. Haben die Qigong-Übungen definierte Ziele wie zum Beispiel die Regulierung bestimmter innerer Organe oder die Behandlung bestimmter Beschwerden, werden die Erkenntnisse der Traditionellen Chinesischen Medizin für die Bestimmung der Übungszeiten herangezogen, wie die sogenannte Organuhr oder die fünf Wandlungsphasen (Wu Xing).

Die zu den jeweiligen Übungen angegebenen Übungszeiten sollten Sie daher nicht als unabdingbar, sondern als Empfehlung verstehen. Wählen Sie Ihre Übungszeiten nach Ihren eigenen Möglichkeiten und Bedürfnissen individuell aus, auch wenn sie von den jeweils empfohlenen Übungszeiten abweichen.

Von wenigen Einschränkungen abgesehen ist es nach heutigen Erkenntnissen möglich, zu jeder Tageszeit Qigong zu üben. Wichtig ist vor allem, dass Sie während der gesamten Übung ein möglichst hohes Maß an Aufmerksamkeit und Konzentration aufbringen. Wenn Sie sich also morgens früh vor Beginn des Tagesablaufs am besten konzentrieren können, dann sollten Sie die Übungen zu dieser Tageszeit durchführen. Wenn Sie aber am Abend oder Spätnachmittag nach getaner Arbeit eher zur Ruhe kommen können, dann sollten Sie eben zu dieser Zeit üben, wobei zu bedenken ist, dass neben der Ruhe auch die Wachheit eine Rolle spielt. Wer zu müde ist, neigt dazu, geistig abwesend zu sein oder gar während der Übung einzuschlafen. Letzteres kann ganz leicht bei entspannenden Übungen im Liegen passieren und ist normalerweise nicht erwünscht, da die Wirkung der Übung dadurch verringert wird. Anders ist es natürlich, wenn Sie Übungen vielleicht zur Behandlung von Schlaflosigkeit einsetzen. Dann sollten Sie diese zur Einschlafzeit im Bett durchführen, damit Sie gleich nach der Übung beziehungsweise gegebenenfalls schon während der Übung einschlafen können.

Erfahrungsgemäß kommt die aufbauende Wirkung von Qigong-Übungen stärker zur Geltung, wenn Sie sie in den Morgenstunden durchführen. Die erholsamen und regenerativen Wirkungen zeigen sich hingegen deutlicher, wenn Sie am Spätnachmittag oder Abend üben. Das bedeutet aber keineswegs, dass Sie diese Qigong-Übungen nicht auch zu einer ganz anderen Tageszeit machen können oder sollen. Bei Bedarf können die Übungszeiten ohne weiteres individuell umdisponiert werden. Wenn Sie sich zum Beispiel nach intensiver Arbeit am Vormittag durch Qigong regenerieren wollen, dann spricht nichts dagegen, die Qigong-Übungen zur Mittagszeit zu machen. An heißen Tagen sollten Sie mittags jedoch keine körperlich belastenden Übungen machen, da Ihr Kreislauf durch die Wärme bereits auf Hochtouren läuft.

Die meisten Qigong-Übungen, die in diesem Buch vorgestellt werden, können mittel- und längerfristig sowohl aufbauend als auch regulativ wirken. In Bezug auf die Effektivität der Übungen ist nicht die Tageszeit, zu der Sie üben, entscheidend, sondern vielmehr sind dies die Regelmäßigkeit und die Aufmerksamkeit, mit der Sie sich den Übungen widmen.

2. Übungsort

Entscheiden Sie sich für einen Raum oder einen Platz im Freien, der ruhig und für Sie persönlich angenehm ist. Gerade am Anfang der Übungsphase ist ein ruhiger Platz besonders günstig für Ihre innere Ruhe und Konzentration. Sorgen Sie dafür, dass Sie beim Üben nicht gestört werden. Bei heftigem Regen, Gewitter oder Sturm sollten Sie nicht im Freien üben.

Auch wenn es nicht zwingend notwendig ist, empfiehlt es sich zum Üben an einem einmal gefundenen günstigen Platz zu bleiben. Denn für den Anfang kann es helfen, die benötigte Ruhe und Konzentration zu finden, wenn man am gewohnten Ort übt. Dies gilt auch, wenn Sie in einem Innenraum üben. Vermeiden Sie es, am Anfang jedes Mal an einem anderen Platz zu üben. Auf der Grundlage von Vertrautheit mit einem Ort können Sie leichter zu Ihrer inneren Ruhe finden. In gewisser Hinsicht kann die Vertrautheit darüber hinaus auch die Übungsabläufe mittragen und so die Konzentrationsfähigkeit unterstützen. Je besser Sie sich mit der Übung vertraut machen, desto schneller werden Sie wieder unabhängig von dem Übungsort, um anderswo die gleiche Intensität des Übens zu erreichen.

Wenn Sie in einem Innenraum üben, können Sie noch weitere Maßnahmen treffen, um Ihre Konzentration zu fördern wie dezente, ruhige Hintergrundmusik, Aromalampe oder Räucherstäbchen. Außerdem sollten Sie darauf achten, dass der Raum eine angenehme Temperatur von circa 20° C hat, hell ist und ohne Zugluft gut belüftet wird.

Auch über die Richtung, in die wir beim Üben stehen, haben viele Qigong-Praktiker und -Lehrer Beobachtungen gemacht und sich dementsprechend gewisse Meinungen gebildet. Da Sonne und Mond durch ihr Licht in der Regel eine positive Stimmung in uns hervorrufen, neigen wir dazu in Richtung des Lichts zu stehen. Jedoch sollten Sie Augenverletzungen und Sonnenbrand durch direkte und grelle Sonnenbestrahlung vermeiden. China liegt auf der nördlichen Erdhalbkugel, so dass Süden und Osten wegen der Sonne und des Sonnenaufgangs als günstige Richtungen für Qigong gelten. In der chinesischen Mythologie wohnt die Gottheit für das lange Leben (ShouXing) am Südpol, daher stehen Chinesen beim Qigong gerne in Richtung Süden.

In der Traditionellen Chinesischen Medizin ordnet man anhand der Theorie der fünf Elemente beziehungsweise Wandlungsphasen (WuXing) die vier Richtungen den Elementen zu. Demnach besteht ein gewisser Zusammenhang zu bestimmten Organen. Gan-Leber gehört zum Osten, Fei-Lunge zum Westen, Shen-Niere zum Norden und Xin-Herz zum Süden. Daher wird von manchen Qigong-Schulen empfohlen, dass wir zum Osten stehen sollten, wenn wir die Gan-Leber mit Qigong behandeln wollen, in Richtung Süden bei der Behandlung von Xin-Herz, nach Westen bei der Behandlung von Fei-Lunge und zum Norden bei der Behandlung von Shen-Niere.*

---

*Zu Funktionsstörungen von Gan-Leber gehören nach der Traditionellen Chinesischen Medizin unter anderem hoher Blutdruck und psychische Aufregung, zu Funktionsstörungen von Xin-Herz Kreislaufprobleme und Konzentrationsschwäche, zu Funktionsstörungen von Fei-Lunge Anfälligkeit für Erkältungen und Allergien, zu Funktionsstörungen von Shen-Niere Menstruationsbeschwerden, Potenzstörungen und Angstgefühle.

3. Beginn und Abschluss einer Übung

Übungsbeginn

Nachdem Sie alle notwendigen Vorbereitungen (S. 14) getroffen haben, können Sie die Übung einleiten. In der Regel wird die Einleitung zu einer jeweiligen Übung in der Anleitung vorgegeben oder ist innerhalb einer bestimmten Qigong-Schule festgelegt. Wenn es nicht anders empfohlen wird, können Sie die Übung im Allgemeinen wie folgt beginnen:

Nehmen Sie eine bequeme Haltung für die jeweilige Übung im Liegen, Sitzen oder Stehen ein. Nehmen Sie sich genügend Zeit dafür, eine aufrechte, entspannte Haltung zu finden, in der Sie während der gesamten Übungsdauer verbleiben können. Mobilisieren Sie Ihre Aufmerksamkeit und konzentrieren Sie sich zuerst auf die Atmung, ohne diese gleich zu steuern oder zu manipulieren, wie es vielleicht später bei der Übung verlangt wird. Wenn Sie Ihre Atmung eine Weile unbeteiligt beobachtet haben, wird sie automatisch ruhiger und langsamer, was unter anderem auch ein Zeichen dafür ist, dass Sie nun innerlich ruhig werden. Sollte für die Übung, die Sie jetzt ausführen wollen, eine bestimmte Atemtechnik empfohlen werden, dann können Sie jetzt beginnen, auf diese Art und Weise zu atmen. Ansonsten lassen Sie die Atmung weiter frei fließen und achten darauf, dass Sie die Luft – vor allem nach dem Einatmen – nicht anhalten. Erst jetzt sollten Sie mit der eigentlichen Übung beginnen.

Abschluss einer Übung

Wie bei den meisten Qigong-Übungen, so wird auch beim stillen Qigong in der Regel angegeben, auf welche Art und Weise man eine Übung abschließen sollte. Diese Empfehlungen sollten Sie möglichst genau beachten, weil die abschließende Phase – vergleichbar einer Zeremonie – dazu dient, die Übung bewusst zu beenden. Dadurch können Sie sich innerlich von der Qigong-Übung, die intensive geistige Aktivität nach innen lenkt, klar und deutlich verabschieden, was dabei hilft, geistige Klarheit für die Rückkehr in den Alltag und die Außenwelt zu gewinnen.

Wenn bei einer Übung kein bestimmter Abschluss vorgesehen ist, können Sie sich an die folgende Vorgehensweise halten: Nachdem Sie den eigentlichen Übungsteil (die innere Aufgabe) beendet haben, sammeln Sie sich geistig für etwa eine Minute im Dantian und sagen sich dabei innerlich: „Ich beende jetzt die Übung“ oder „Ich höre jetzt auf zu üben“. Schließlich führen Sie das Qi beziehungsweise Ihre Aufmerksamkeit zum Kopf zurück und warten noch eine Weile bis die geistige Klarheit eindeutig zurückgekehrt ist. Erst jetzt sollten Sie Ihre Augen, die beim stillen Qigong gewöhnlich geschlossen sind, langsam öffnen und damit die Übung beenden. Bevor Sie sich einer anderen Tätigkeit zuwenden, können Sie den Kopf, das Gesicht, den Nacken und die Schultern sanft mit den Händen reiben und massieren. Diese Massage unterstützt Sie darin, wieder „in die Welt zurückzukehren“. Außerdem können Sie Ihren Körper, Ihre Arme und Beine strecken und locker bewegen oder klopfen. Dies dient nicht nur zum Wachwerden, sondern auch dazu den Kreislauf ein wenig anzukurbeln.

- **Selbstmassage:**

  Reiben Sie die Hände gegeneinander, bis sie warm werden. Streichen Sie mit warmen Händen mit sanftem Druck einige Male über Gesicht und Ohren. Mit locker aufgestellten Fingern massieren Sie mit leichtem Druck den Schädel einige Male (von der Stirn bis zum Hinterkopf) wie beim Haarekämmen. Streichen Sie einige Male mit den Handtellern abwechselnd mit deutlichem Druck über beide Schultern. Zum Schluss legen Sie die Handflächen dicht auf die Ohren und die beiden Mittelfinger ganz flach auf den unteren Rand des Schädelknochens am Hinterkopf. Legen Sie die Zeigefinger kräftig auf den Mittelfinger und schnipsen mit den Zeigefingern von den Mittelfingern auf den Nacken, so dass Sie dabei einen deutlichen Ton hören. Wiederholen Sie das etwa 20-mal. Dieser letzte Vorgang wird als „Schlagen der himmlischen Trommel“, MingTianGu, bezeichnet. Es bringt uns enorme Wachheit, kann außerdem das Gehör schärfen, Nackenverspannungen und Beschwerden bei Erkältungen lindern.

- **Meridianklopfen:**

  Klopfen Sie mit lockerer Faust von der Schulter zur Hand auf die Innenseiten der Arme und vom Handrücken zur Schulter auf die Außenseite. Klopfen

Sie den Arm drei bis vier mal entlang. Beim Klopfen halten Sie das Handgelenk locker und bewegen die Faust rhythmisch. An den Beinen klopfen Sie die Außenseite von der Hüfte zum Fußrücken und die Innenseite von der Fußsohle zur Leistenbeuge. Anschließend reiben Sie den Rücken neben den Lendenwirbeln mit den Handflächen 30- bis 40-mal auf und ab. Diese einfache Klopfmassage der Meridiane verschafft uns nicht nur eine gute Lockerung, sie reguliert auch die Aktivitäten der Meridiane und deren Versorgung mit Qi sowie den Blutkreislauf. Ferner kann die reibende Massage in der Nierengegend zur Erholung der Lendenmuskeln beitragen und die Funktionen der Shen-Nieren im Sinne des Urogenitalsystems stabilisieren.

4. Vorbereitungen

Um das ruhebetonte stille Qigong erfolgreich – das heißt mit höchster Aufmerksamkeit und Konzentration – durchführen zu können, bedarf es einer guten Vorbereitung. Sie dient dazu, begünstigende Faktoren zu fördern und möglichst alle erdenklichen störenden Faktoren zu beseitigen. Kleine „Zeremonien" und die im Folgenden beschriebenen Vorbereitungen sind sehr hilfreich, um das Qigong einwandfrei, in Ruhe und mit höchster Aufmerksamkeit üben zu können.

Allgemeine Einstimmung / Vorbereitung

Bevor Sie mit einer Übung beginnen, sollten Sie sich in Ruhe innerlich auf diese Übung einstellen. Nehmen Sie sich Zeit und versuchen Sie nicht, sich sofort in eine Übung „hineinzustürzen". Wie im vorigen Absatz schon betont wurde, ist die innere Ruhe eine der wesentlichen Voraussetzungen für das erfolgreiche Üben von Qigong. Diese innere Ruhe können Sie fördern, indem Sie beispielsweise vor dem Üben einen kleinen ruhigen Spaziergang machen oder in Ruhe genüsslich eine Tasse Tee trinken. Auch eine kurze Besinnung auf den Sinn oder das Ziel der Übung kann sehr hilfreich sein. Machen Sie sich klar, was Sie mit der Übung erreichen wollen, auch wenn Sie glauben, schon mehr als genug darüber nachgedacht zu haben.

Zu den Übungen des stillen Qigong gehört häufig eine Form der inneren Arbeit wie Konzentration und Imagination, bei der man zum Beispiel sein Qi im Dantian, einem energetischen Sammelpunkt im unteren Bauch, zu spüren oder auch dorthin zu lenken versucht. Außerdem werden einige Übungen mit der sogenannten Bauchatmung durchgeführt. In diesem Zusammenhang ist es ratsam, vor dem Üben gegebenenfalls Darm und Blase zu entleeren.

Passende Kleidung

Ziehen Sie zum Üben lockere und der Jahreszeit entsprechende Kleidung an, und zwar möglichst Kleidungsstücke aus Naturfasern wie Baumwolle, Seide oder Wolle, weil diese in der Regel hautfreundlich sind und nicht jucken oder kratzen, was beim Üben stören könnte. Vermeiden Sie auf alle Fälle enge Kleidungsstücke, da diese für die Übungshaltungen – sei es im Sitzen, Liegen oder Stehen – sowie für die Atmung hinderlich sind. Gegebenenfalls lockern Sie Ihren Hosengurt vor Übungsbeginn. Auch die Farbe der Kleidung kann Ihre Stimmung und Konzentrationsfähigkeit beeinflussen. Es ist ratsam, sich für eine gefühlsmäßig wohltuende, harmonisierende Farbe zu entscheiden.

Umgang mit Geräuschen

Wenn Sie im Freien üben, lässt es sich manchmal nicht vermeiden, dass Sie die Geräuschkulisse der Umgebung wahrnehmen. Lassen Sie die Geräusche einfach durch sich hindurchgehen oder, wie man so schön sagt, lassen Sie sie zum einen Ohr hinein und zum anderen Ohr wieder heraus. Wenn Sie innerlich ruhig sind und solch eine Geräuschkulisse akzeptieren, ohne sie bewusst wahrzunehmen, dann können selbst das Bimmeln von Kuhglocken oder die Schreie von spielenden Kindern Sie nicht mehr beim Üben stören. Wenn Sie innerlich nicht gegen den Lärm kämpfen und dem Lärm den nötigen Raum geben, werden Sie ungestört weiterüben können. Manche Geräuschkulissen wie das Rauschen des Meeres, das Zwitschern der Vögel oder das Plätschern eines Baches können sogar positiv sein und Sie inneren Frieden empfinden lassen. Wenn Sie drinnen üben und Donner, Blitz und heftiger Regen Sie beunruhigen, sollten

Sie die Übung ruhig vorübergehend aussetzen. Wenn das Wetter sich beruhigt hat, können Sie das Üben wieder aufnehmen.

Sonstiges

- Wenn Sie sich nicht ganz wohl fühlen oder relativ müde sind, zum Beispiel nach der Rückkehr von einer Reise, und trotzdem gerne Qigong üben möchten, um sich zu regenerieren, wird empfohlen, zuerst die oben beschriebene Selbstmassage und das Meridianklopfen (Seite 13) durchzuführen. Bei Bedarf können Sie einige Akupunkturpunkte wie NeiGuan (KS/P 6), ZuSanLi (Ma 36), YongQuan (N 1), FengChi (G 20), JianJin (G 21) und QiHai (KG 6) für einige Minuten reibend und drückend massieren.
  Die Massage kann Ihnen eine kurzfristige Erholung verschaffen, damit Sie die Übung mit voller Aufmerksamkeit durchführen können.
- Sorgen Sie dafür, dass Sie benötigte Gegenstände und Hilfsmittel wie Decke, Sitzkissen oder Sitzhocker entsprechend bereithalten. Auch diese Gegenstände müssen Ihnen angepasst sein; prüfen Sie also, ob die Höhe des Kissens oder des Hockers richtig ist, ob Sie ein Polster auf der Sitzfläche brauchen, ob die Unterlage hart oder weich sein sollte und stabil genug ist etc.
- Üben Sie nicht bei großem Hunger oder gut gefülltem Magen, weil Ihnen das unter Umständen Kreislaufprobleme bereiten könnte und weil es beim Üben stören würde, zum Beispiel durch starke Geräusch aus dem Magendarmtrakt oder eine unbequeme Sitzhaltung durch den Druck im Magen. Dies kann sowohl die Konzentration auf das Dantian als auch die Durchführung der „inneren Aufgabe“ sowie die Atemtätigkeit behindern. Die meisten Qigong-Schulen empfehlen daher, die Übungen am frühen Morgen, nachdem man eine Tasse warmen Tee getrunken hat, oder aber eine bis zwei Stunden nach einer leichten Mahlzeit zu machen.
- Gegebenenfalls reinigen Sie die Nase und machen Sie die Atemwege frei von Schleimansammlungen, damit Sie beim Üben frei atmen können. Bei Husten sollten Sie vorher eine Tasse Fencheltee mit etwas Honig oder einen Löffel Hustensaft trinken, damit Sie während des Übens keinen Hustenreiz bekommen.

5. Geistige und psychische Probleme sowie außergewöhnliche Phänomene beim stillen Qigong

Konzentrationsprobleme

Beim stillen Qigong kann es hin und wieder zu Störungen mit der Konzentration beziehungsweise mit innerer Unruhe kommen. Diese Störung tritt häufig zu Beginn einer Übungsphase auf und wird immer seltener, je länger und dauerhafter Sie sich mit der jeweiligen Übung beschäftigen.

Der Konzentrationsmangel kann aber auch bedingt sein durch ablenkende Gedanken, die sich auf aktuelle Probleme oder Konfliktmomente beziehen. Wenn Sie beruflich oder privat viel zu tun, oder irgendwelche Schwierigkeiten haben, ist es nicht weiter verwunderlich, dass Gedanken zu diesen Problemen gerade dann auftauchen, wenn Sie sich in eine Ruhephase begeben, wie dies beim Qigong der Fall ist. Je mehr Sie versuchen, diese Gedanken zu unterdrücken, desto unruhiger werden Sie. Setzen Sie die Qigong-Übung also zunächst aus und beschäftigen Sie sich mit den Problemen, um eventuell eine Lösung dafür zu finden. Vielleicht finden Sie zwar keine Lösung, aber doch eine Möglichkeit, das Problem für sich anzunehmen oder damit zurechtzukommen.

Andere störende Gedanken, die nicht mit einem spezifischen Problem zu tun haben, verschwinden meist von alleine, wenn Sie sie entweder nicht beachten oder ihnen Raum geben, das heißt sie registrieren. Sie können dann nach dem Üben diese Gedanken wieder aufnehmen und sich damit beschäftigen.

Müdigkeit

Es kann sein, dass Sie während des stillen Qigong schläfrig oder müde werden und die Übungen dann nicht mehr mit ausreichender Wachheit fortsetzen und zu Ende führen können. In diesem Fall hilft es manchmal, wenn Sie die Augen ein wenig öffnen, so dass ein Lichtschimmer durch den schmalen Spalt zwischen den Lidern scheinen kann, der Sie wieder munter macht. Wenn Sie jedoch trotz solcher Versuche während der Übungen, vor allem denen im Liegen, immer wieder einschlafen, so ist dies auch nicht ungewöhnlich und kann durch das hohe und ungewohnte Maß an Entspannung bedingt sein. Dagegen hilft häufiges und wiederholtes Üben, das die geistige Präsenz für die Übung und während der Übung schärft.

Ein anderer Grund für die Schläfrigkeit könnte schlicht und einfach der sein, dass Sie tatsächlich müde sind und deshalb ein normales Schlafbedürfnis empfinden. In diesem Fall erfüllt die Übung dann den Zweck, den Schlaf zu fördern und somit zur Erholung beizutragen. Wenn Sie gut ausgeschlafen sind, werden Sie beim nächsten Versuch, stilles Qigong zu machen, nicht mehr so leicht einschlafen.

Emotionen

Ein weiteres Phänomen, mit dem Sie sich auseinander zu setzen haben, ist das Auftreten von Emotionen während des stillen Qigong. Dies ist zunächst einmal nichts Außergewöhnliches oder gar Beängstigendes. In unserem Alltag sind wir häufig zu beschäftigt, als dass unsere Emotionen die Möglichkeit hätten, sich deutlich bemerkbar zu machen. Beim Üben des stillen Qigong begeben wir uns jedoch in einen vertieften Ruhezustand, befreien uns weitgehend von den meisten ablenkenden oder störenden Gedanken und richten die Konzentration nach innen (eine Vorgehensweise der Meditation). In dieser Verfassung können tief verborgene Emotionen, die im Alltag nicht beachtet werden, ins Bewusstsein aufsteigen. Lassen Sie sich dadurch nicht beunruhigen, auch wenn Ihnen die Gefühle ungewöhnlich erscheinen mögen. Sie sind nicht weniger normal als die bewusst erlebten Emotionen im Alltag. Sie können das Auftauchen dieser Emotionen auch als Versuch Ihres Unbewussten deuten, die verborgenen oder bisher vernachlässigten Emotionen ans Tageslicht zu bringen. Dadurch haben Sie die Chance, sie wieder zu erleben und gegebenenfalls auch zu bearbeiten. Je länger und je häufiger sie geübt haben, desto seltener werden Emotionen wahrscheinlich auftreten, und irgendwann wird dieses Phänomen ganz aufhören.

Außergewöhnlich wird das Auftreten von Emotionen nur dann, wenn die Emotionen mit der Zeit immer mehr zunehmen und starke Angstgefühle, Verzweiflung, Einsamkeit, Trauer, Wut oder Zorn auftauchen. In solch einem Fall sollten Sie die auftretenden Emotionen als Aufforderung verstehen, sich mit bisher möglicherweise unterdrückten Emotionen und deren Ursachen zu beschäftigen. Das stille Qigong kann häufig helfen, während und nach der Meditation darüber zu reflektieren, und oft können Sie die Wurzel dieser Emotionen selbst entdecken, wenn Sie sich bewusst, ehrlich und möglichst objektiv damit auseinander setzen. Wenn Sie jedoch alleine nicht weiterkommen und die Emotionen immer stärker und beunruhigender werden, sollten Sie die Hilfe einer qualifizierten Psychotherapie in Erwägung ziehen. Manchmal reicht auch ein offenes Gespräch mit einem erfahrenen Qigong-Lehrer oder einer Qigong-Lehrerin.

Spontane innere Bewegung

Ein weiteres ungewohntes Phänomen beim Üben des stillen Qigong ist die sogenannte spontane innere Bewegung, chinesisch NeiDong beziehungsweise NeiQi. Dabei hat der Übende das Gefühl sich frei zu bewegen, ohne dies wirklich zu tun. Diese spontane innere Bewegung ist ein ganz natürliches Phänomen und tritt in der Regel in einem vertieften Ruhezustand oder bei einer intensiven geistigen Konzentration auf. Sie wird als Zeichen für ein Gelingen der Übung angesehen und sollte daher nicht unterdrückt werden. Wenn Sie die Übung in Ruhe fortsetzen und allmählich beenden, verschwindet dieses Phänomen in der Regel automatisch spätestens mit Beendigung der Übung. Sollte Ihnen die innere Bewegung aber im Einzelfall zu intensiv und daher unangenehm werden, dann zentrieren Sie Ihren Geist bewusst im Dantian (im unteren Bauch) und sprechen innerlich den Satz: „Ich bleibe ruhig, ich komme zu mir zurück.“ Auf diese Weise können Sie die innere spontane Bewegung beenden.

Ein ähnliches Phänomen, das ebenfalls in einem vertieften Ruhezustand oder bei einer intensiven Imaginationsübung auftreten kann, ist das Empfinden, sich geistig vom Körper zu entfernen, ihn zu verlassen. In diesem Fall hat man das Gefühl sozusagen über sich zu schweben und sich selbst von außen bei der Meditation oder bei der Übung zu beobachten. Auch dies ist eine ganz normale und keineswegs beunruhigende Erscheinung, die als eine Form von Bewusstseinserweiterung angesehen werden kann. Meist kommt der Geist von ganz allein wieder in den Körper zurück und man braucht nichts Besonderes zu unternehmen. Sollten Sie jedoch früher wieder „zurückkommen" wollen, können Sie auf dieselbe Weise verfahren wie bei der inneren Bewegung, indem Sie sich auf das Dantian konzentrieren und innerlich den oben genannten Satz sprechen.

Sonstiges

- Manchmal wird Ihre Atmung unbemerkt flach oder kurz. Dies passiert häufig, wenn man noch nicht lang genug Qigong geübt hat. In diesem Fall sollten Sie Ihrer Atmung ein wenig mehr Aufmerksamkeit schenken. Atmen Sie bewusster, ohne sich dabei anzustrengen.
- Es kann Ihnen passieren, dass Sie mit Ihren Gedanken unbemerkt woanders angekommen sind als bei der Übung. Mobilisieren Sie Ihre Aufmerksamkeit erneut und setzten Sie die Übung an der Stelle fort, an der Ihre Gedanken abgeschweift sind.
- Wenn Sie mitten in der Übung zum Beispiel durch die Türklingel gestört oder durch einen lauten Knall erschreckt werden, sollten Sie Ruhe bewahren. Beenden Sie die Übung trotzdem mit einer verkürzter Fassung der abschließenden Zeremonie, sammeln Sie zum Beispiel den Geist nur kurz und reiben das Gesicht nur kurz. Sie werden merken, dass Sie trotz aller Eile immer noch genug Zeit dafür haben. Denn es ist wichtig, dass Sie gerade in solchen Situationen geistig präsent agieren und reagieren können.
- Wenn Sie während des Übens unangenehme Situationen wie heftige Emotionen, frühere bedrückende Erlebnisse oder Ähnliches erleben, sollten Sie ruhig bleiben. Sie können zuerst versuchen, sich gedanklich im Dantian zu sammeln und zu beruhigen, um dann die Übung wieder aufzunehmen. Wenn Sie keinen ruhigen Zustand mehr erreichen können, sollten Sie die Übung beenden. Trotzdem sollten Sie sich genug Zeit nehmen, um die üblichen abschließenden Handlungen – geistige Sammlung im Dantian, geistige Wachheit, bewusstes Beenden, Selbstmassage und Meridianklopfen – in Ruhe durchzuführen. So können Sie sich von dem Schreck erholen und geistig wieder zentriert sein.

Wenn Sie diese unangenehme Situation öfter erleben oder sie Ihnen sehr massiv erscheint, sollten Sie versuchen, ihre Ursachen zu klären und gegebenenfalls fachliche Hilfe in Anspruch nehmen (siehe auch 5.3. Emotionen Seite 18).

6. Ernährung

Was die Ernährung betrifft, geben viele Qigong-Schulen allgemeine Empfehlungen, die auf verschiedenen philosophischen, religiösen oder medizinischen Systemen beruhen und sich sowohl auf die körperliche Gesundheit als auch auf die geistige Entwicklung beziehen. Manche Schulen empfehlen eine strikte vegetarische Ernährung, manche bevorzugen makrobiotische Kost, andere empfehlen gemischte Ernährung (mit Fleisch) und wieder andere legen sehr großen Wert auf die diätetischen Vorschriften nach der Traditionellen Chinesischen Medizin, die mitunter Beigaben bestimmter Arzneimittel beinhalten.

Ob Sie sich einer dieser Richtungen anschließen oder Ihren eigenen Weg der gesunden Ernährung finden möchten, müssen Sie letztendlich selbst entscheiden. Nach dem heutigen Wissensstand hat die lactovegetarische Ernährungsweise deutliche gesundheitliche Vorteile gegenüber den anderen. Dies trifft allerdings nur dann zu, wenn das vielseitige Angebot an Nahrungsmitteln auch tatsächlich genutzt und auf eine schonende Zubereitung geachtet wird.

Die Traditionelle Chinesische Medizin geht davon aus, dass eine gemischte Kost deutliche gesundheitliche Vorteile mit sich bringt, wenn der Anteil an tierischen Nahrungsmitteln 20 Prozent nicht übersteigt. Wovon die Traditionelle Chinesischen Medizin abrät, ist eine reine Rohkosternährung. Nach ihrer Auffassung führt Rohkost dem Körper zuviel „Kälte" (Yin) zu, so dass es zu einer Beeinträchtigung der Funktionsaktivität (Yang) kommen kann. Diese kann auf Dauer zu einer Empfindlichkeit des Magendarmtraktes und der Verdauungsfunktionen und damit unter anderem zu einer Anfälligkeit für Durchfälle führen. Eine beschleunigte Darmpassage, wie sie bei Durchfall entsteht, lässt dem Darmtrakt nicht genügend Zeit, alle wichtigen Nährstoffe zu absorbieren, so dass es dauerhaft gesehen zu einem Mangelzustand kommen kann.

Für eine gesunde (vegetarische oder gemischte) Ernährung sollte allgemein Folgendes beachtet werden:

- Nutzen Sie das jeweilige Angebot an frischen Nahrungsmitteln in seiner ganzen Vielfalt, so dass Sie sich möglichst ausgewogen ernähren und alle notwendigen Nährstoffe sowie Vitamine, Mineralstoffe, Spurenelemente usw. in ausreichender Menge zu sich nehmen.
- Achten Sie auf die Qualität Ihrer Nahrungsmittel und meiden Sie nach Möglichkeit schadstoffbelastete oder industriell denaturierte Produkte.
- Achten Sie auf schonende Zubereitung der Nahrungsmittel und vermeiden Sie den Verlust von wichtigen Nährstoffen, Vitaminen und Spurenelementen durch zu langes Kochen oder Garen.
- Bei aller Gesundheitsorientierung: Berücksichtigen Sie auch Ihre individuellen Geschmacksvorlieben und lassen Sie die Lust beim Essen nicht zu kurz kommen.
- Was auch immer Sie essen: Nehmen Sie es bewusst zu sich, nehmen Sie sich Zeit dafür, kauen Sie richtig und bringen Sie der Mahlzeit Wertschätzung entgegen.

7. Schlaf

Individuell ausreichender Schlaf ist ganz allgemein für die Gesundheit sowie für die Leistungsfähigkeit im Alltag von Bedeutung, dies gilt natürlich auch für Qigong-Übende. Es wurde bereits darauf hingewiesen, dass Schlafmangel unter anderem zu Schläfrigkeit und Konzentrationsschwierigkeiten beim stillen Qigong, das ja eine sehr intensive innere Arbeit erfordert, führen kann. Daher werden Übende von allen Qigong-Schulen dazu angehalten, ausreichend zu schlafen. In den Klassikern des Qigong heißt es, man solle sich zum Schlafen hinlegen, sobald die Dunkelheit hereinbricht, und mit dem ersten Krähen der Hähne wieder aufstehen.

Diese Empfehlung ist freilich mit unserem heutigen Lebens- und Arbeitsrhythmus, zumal in der Stadt, nicht mehr vereinbar. Jedoch zeigt sie die Wichtigkeit von ausreichendem Schlaf für die Gesundheit. Heute sollte man den eigenen Schlaf- und Biorhythmus beachten und zu gegebener Zeit schlafen. Es ist weniger von Bedeutung, ob Sie einige Stunden früher oder später schlafen gehen und aufstehen, soweit es den normalen Ruhephasen eines Menschen und damit dem Biorhythmus nicht widerspricht. Wichtig ist, dass Sie ausreichend und gut schlafen, so dass Sie sich morgens ganz ausgeruht fühlen.

8. Innere Einstellung zum Qigong und zum Üben

Dank vieler Studien und Berichte ist inzwischen hinlänglich bekannt und auch anerkannt, dass Qigong sich vorteilhaft auf die Gesundheit, die individuelle geistige Entwicklung und auf die Leistungsfähigkeit auswirkt. Dies ist, wenn man so will, die eine Seite der Medaille. Die andere Seite, die gerne überhört oder übersehen wird, ist, dass man über einen längeren Zeitraum regelmäßig und geduldig üben muss, um in den Genuss dieser Wirkungen zu kommen. Qigong ist trotz seiner erwiesenen vielfältigen Wirkungen kein Zaubermittel, das man nur zu „schlucken" (ein- oder zweimal kurz zu üben) bräuchte, um sofort gesund und leistungsfähig zu werden und sich geistig weiterzuentwickeln. Die tiefgreifenden Wirkungen des Qigong können nur dann zum Tragen kommen, wenn der gesamte Mensch (Körper und Geist) durch dauerhaftes, wiederholtes und geduldiges Üben geschult wird. Aber das Üben allein genügt nicht. Es bedarf darüber hinaus der Fähigkeit und der Bereitschaft zur Selbstreflexion, wenn die geistige Entwicklung vorangetrieben werden soll. Und schließlich sollten die aus dieser Reflexion gewonnenen intellektuellen Erkenntnisse auch in die Praxis umgesetzt, das heißt in den Alltag integriert werden, weil sie nur so wirklich verinnerlicht werden können.

Die meisten Qigong-Schulen erwarten aus eben diesen Gründen von ihren Schülerinnen und Schülern regelmäßiges, ausreichendes Üben und besinnen. Wenn Sie jedoch Ihr Übungspensum planen, sollten Sie immer realistisch bleiben und ganz nüchtern einschätzen, wie viel Zeit Sie sich in der Woche durchschnittlich für das Üben nehmen wollen und können. Nehmen Sie sich erst gar nicht vor, zwei Stunden pro Tag zu üben, wenn Sie aufgrund Ihrer Arbeitsbelastung sowohl im Beruf als auch im Haushalt realistisch gesehen nicht in der Lage sind, sich diese zwei Stunden tatsächlich zu nehmen. Wer an seiner Alltagsrealität vorbeiplant, der wird seine Absichten sowieso nicht umsetzen können, dafür aber ein schlechtes Gewissen bekommen, das für die innere Ruhe und somit auch für die Entfaltung der Wirkungen des Qigong absolut nicht förderlich ist. Schätzen Sie also Ihre Möglichkeiten realistisch ein und machen Sie sich danach einen entsprechenden Übungsplan. Wenn dabei herauskommt, dass Sie nur drei- oder viermal pro Woche jeweils eine halbe Stunde lang üben können, und Sie das auch tatsächlich umsetzen, dann ist das auf jeden Fall besser, als wenn Sie mit dem Anspruch im Kopf herumlaufen, jeden Tag zwei Stunden zu üben, letztlich aber gar nicht dazu kommen können. Freilich ist tägliches Üben am besten und wenn es für Sie möglich ist, dann sollten Sie es tun. Regelmäßiges Üben alle zwei oder drei Tage ist aber auf jeden Fall besser, als gar nicht oder nur sporadisch zu üben. So geht die Entwicklung beim Qigong natürlich etwas langsamer vor sich als mit täglichem Üben. Aber letztlich spielt es keine entscheidende Rolle, wie schnell Sie vorankommen. Wichtig ist, dass Sie stets weiterkommen, auch wenn die Fortschritte relativ klein sind.

Der Enthusiasmus und der Eifer, mit denen die meisten Qigong-Übenden beginnen, lassen mit der Zeit etwas nach. Dies ist zwar menschlich verständlich, für die Entwicklung und Entfaltung der Wirkungen des Qigong jedoch nicht förderlich. Machen Sie sich daher von vornherein einen vernünftigen, realistischen Übungsplan, den Sie auch mittel- und längerfristig einhalten können, wenn der anfängliche Enthusiasmus etwas abgeflaut ist. Wenn Sie regelmäßig üben, werden Sie aber relativ rasch die wohltuenden Wirkungen spüren und nicht mehr missen wollen, so dass Ihnen das Üben ein echtes Bedürfnis wird. Ein gewisses Maß an Selbstdisziplin wird aber natürlich trotzdem immer wieder nötig sein. Zwingen Sie sich jedoch nicht, wenn Sie eigentlich überhaupt keine Lust dazu haben, denn lustloses Üben bringt gerade bei stillem Qigong sehr wenig oder gar nichts. Machen Sie eine kleine Übungspause und warten Sie, bis die Lust zum Üben wieder einkehrt. Noch einmal die Aufforderung: Überfordern Sie sich nicht! Wenn Sie gleich von Anfang an mit einer vernünftigen Planung und einer gewissen Portion Selbstdisziplin ans Üben gehen, werden solche Unlustgefühle selten auftauchen, und wenn doch, wird es nicht lange dauern, bis die Lust zum Üben wiederkommt.

9. Die Rolle des Lehrers oder der Lehrerin

An viele Übungen des stillen Qigong können Sie relativ gut autodidaktisch herangehen, vor allem wenn Sie gewisse Grunderfahrungen aus Qigong, Taijiquan, Meditation oder ähnlichen Bereichen mitbringen. Es ist jedoch zweifellos von Vorteil, von einem erfahrenen Lehrer oder einer Lehrerin in eine neue Qigong-Übung eingeführt zu werden. Zum einen lassen sich dadurch viele unnötige Fehler hinsichtlich der Körperhaltung, der Atmung usw. vermeiden und Sie bekommen auf diese Art einen leichteren und effektiveren Einstieg in die Übungen. Zum anderen – und dies ist vielleicht noch wichtiger – können Sie sich bei Bedarf über eventuell auftauchende Probleme und persönliche Erfahrungen mit der oder dem Unterrichtenden austauschen und den einen oder anderen Tipp bekommen.

Die Erfahrungen, die Sie beim stillen Qigong machen, können individuell sehr unterschiedlich sein. Gute Qigong-Lehrerinnen und -Lehrer zeichnen sich unter anderem dadurch aus, dass sie ihre persönlichen Erfahrungen nicht als gültigen Maßstab auf die Schüler und Schülerinnen übertragen und dadurch die Richtung der Entwicklung vorbestimmen. Vielmehr können sie ihnen die Möglichkeit und auch die dazu benötigte Zeit geben, eigene Erfahrungen zu machen und somit ihre eigenen Entwicklungen zu durchlaufen und zu genießen. Die Aufgabe der Unterrichtenden besteht darin, die Lernenden in die Übung einzuführen und sie beim Üben zu begleiten. Bei Bedarf sollten sie ihnen beistehen, wenn Probleme oder außergewöhnliche Phänomene beim Üben auftreten. Hierbei können sie dann auch ihre persönlichen Erfahrungen als Beispiel weitergeben, nicht jedoch um zu sagen, wie es sein muss, sondern um eine gewisse Orientierung zu geben. Von einem solchen

Erfahrungsaustausch können nicht nur die Schülerinnen und Schüler profitieren, sondern auch die Lehrenden selbst.

Wenn Sie sich einen Lehrer oder eine Lehrerin suchen, sollten Sie darauf achten, dass er oder sie in der Lage ist, Sie in der oben beschriebenen Weise zu unterstützen. Diese Fähigkeit und Qualität eines Lehrenden hat mit dem Titel Meister oder Meisterin beziehungsweise Großmeister oder Großmeisterin wenig zu tun. Lassen Sie sich nicht blenden von solchem manchmal fragwürdigen „Schmuck“, den sich viele obendrein selbst zulegen.

II.
Die drei elementaren Faktoren des Qigong

Die drei elementaren Faktoren des Qigong

In der Arbeit mit Qigong wurden in China viele wertvolle Erfahrungen gesammelt. Auch im Bereich der Grundmethodik, wie wir die Übungen fachgerecht ausführen, um damit die erwünschten positiven Wirkungen erzielen zu können, haben die Übenden viele praktische Erkenntnisse erworben. Zusammengefasst werden diese in drei Bereiche unterteilt: TiaoShen, Schulung des Körpers, TiaoXi, Schulung der Atmung, und TiaoXin, Schulung des Geistes.

Das chinesische Wort Tiao bedeutet eigentlich unter anderem regulieren, ordnen und anpassen. Beim Qigong versuchen wir, eine zur jeweiligen Übung passende Körperhaltung einzunehmen und Bewegungen, Atemtechnik und geistige Arbeit so umzusetzen, dass die Übung richtig ausgeführt und der Zweck der Übung erreicht wird. Dabei müssen wir einige Kriterien erfüllen, auf die im Folgenden näher eingegangen wird. Wie gut die erwünschten Wirkungen erzielt werden, hängt vor allem davon ab, wie weit wir uns in den Bereichen Körper, Atmung und Geist verbessert und durch die Schulung entwickelt haben. Wegen ihrer entscheidenden Wichtigkeit für die Qigong-Praxis werden sie auch die drei Säulen des Qigong genannt.

1. Schulung des Körpers – TiaoShen

Im Bereich des Körpers geht es hauptsächlich um Körperhaltung und Entspannung. Beim bewegten Qigong schließt die Schulung des Körpers auch die Korrektheit und Koordination der Bewegungen ein. Beim stillen Qigong sind die Körperhaltung und die erforderliche Entspannung Voraussetzungen für eine einwandfreie Durchführung der Atmung und eine gute geistige Arbeit, die viel Konzentration und Ruhe verlangen.

Körperhaltung

Zu jeder Qigong-Übung, die in diesem Buch vorgestellt wird, kann in der Regel eine bestimmte Körperhaltung (Liegen, Sitzen oder Stehen) empfohlen werden. Diese wird im jeweiligen Übungskapitel angegeben. Unabhängig von der empfohlenen Körperhaltung gelten allgemein die folgenden Kriterien, um die erforderlichen Haltungen für die Dauer des Übens ohne Mühe einnehmen zu können. Dabei spielen Natürlichkeit und Bequemlichkeit der eingenommenen Haltungen und die Entspannung der Muskeln eine wichtige Rolle, um die Atmung zu regulieren und die Aufmerksamkeit zu konzentrieren.

Die Wirbelsäule einschließlich des Kopfes als Körperachse sollte immer in einer geraden Linie bleiben, soweit nichts anderes verlangt wird. Am Anfang ist es hilfreich, wenn Sie Ihre Körperhaltung im Hinblick darauf von einem Lehrer oder einer Lehrerin überprüfen und gegebenenfalls korrigieren lassen. Gewöhnen Sie sich an diese aufrechte Haltung der Wirbelsäule, auch wenn sie Ihnen zunächst ungewohnt erscheinen mag oder Sie gar den Eindruck haben sollten, schief zu stehen, zu sitzen oder zu liegen. Wenn Sie nach der Korrektur Ihrer Körperhaltung das Gefühl einer schiefen Haltung haben, kann das daran liegen, dass Sie vorher eine schiefe Haltung gewohnt waren, diese jedoch als aufrecht wahrgenommen haben. Jetzt haben Sie die Möglichkeit, allmählich zu einer neuen Wahrnehmung Ihrer Haltung zu kommen und Ihre Fehlhaltung zu korrigieren. Falls Sie allein üben, können Sie auch gelegentlich vor einem Spiegel stehen oder sitzen, um Ihre Haltung selbst zu überprüfen.

Nehmen Sie sich soviel Zeit, wie Sie brauchen, um die erforderliche Körperhaltung korrekt einzunehmen und sich daran zu gewöhnen. Sie sollten Ihre Haltung bei Bedarf ein wenig verändern, bis Sie sich damit wohl fühlen. Gegebenenfalls holen Sie sich Hilfe für die Überprüfung, ob die Haltung korrekt ist. Es ist ratsam, sich zuerst mit der Körperhaltung zu beschäftigen, bis man es schafft, diese Haltung korrekt, natürlich und bequem einzunehmen und für die gesamte Übungsdauer ohne Mühe zu halten.

Genaue Anweisungen für die einzelnen Körperhaltungen finden Sie jeweils zu Beginn der einzelnen Kapitel über die Übungen im Liegen (S. 45), im Sitzen (S. 69) und im Stehen (S. 120).

Entspannung

Unter Entspannung im Qigong sollten wir nicht totale Entspannung im Sinne von Haltungslosigkeit oder Schlaffheit verstehen. Vielmehr ist sie ein idealer Zustand der weitestmöglichen Reduzierung der muskulären Spannung bis auf die benötigte minimale Muskelarbeit zur Bewahrung der eingenommenen Haltung bei geistiger Präsenz. Die Haltung selbst muss fachgerecht und so exakt wie möglich eingenommen werden, um die erwünschte Entspannung zu ermöglichen. Auch die ungezwungene Atmung und die konzentrierte Aufmerksamkeit entscheiden mit, ob sich Körper und Geist entspannen können.

Die Entspannung ermöglicht wiederum innere Ruhe und geistige Konzentration. Ein Zustand von körperlicher Entspannung und geistiger Präsenz ist vorteilhaft beim Üben des Qigong, um zum Beispiel das Qi zu steuern, die Funktionen der verschiedenen Organe zu regulieren und das Yin/Yang-Gleichgewicht wiederherzustellen beziehungsweise zu stabilisieren. Daher bildet die Entspannung einen Schlüssel dafür, dass das Qigong-Üben gelingt.

Hier werden einige Methoden zur Entspannung vorgestellt. Nachdem Sie die erforderliche Körperhaltung eingenommen und die Atmung reguliert haben, können Sie Folgendes tun:

- **Affirmation – MoNianFangSongFa:**
  Denken Sie für eine Weile an das Wort „Entspannung“, bis Sie sich ganz entspannt fühlen.

- **Atmung – SuiXiFangSongFa:**
  Entspannen Sie sich während der Ausatmung in Ruhe, ohne dabei die Körperhaltung zu verändern. Sie können die Entspannung gezielt erreichen, wenn Sie dabei in Gedanken zusätzlich den Satz „Ich bin entspannt“ aussprechen.

- **„Innerlich den Körper schauen" – NeiGuanFangSongFa:**
  Setzen Sie einen Teil Ihrer Aufmerksamkeit dafür ein, Ihren Körper von außen und von innen wahrzunehmen, um die Existenz Ihres Körpers innerlich und äußerlich zu registrieren, ohne dabei die Augen zu benutzen.

- **„Qi-Dusche" – GuanQiFangSongFa:**
  Bringen Sie die Hände unterhalb des Nabels vor Ihren Bauch, wobei sie einen Abstand von etwa zehn Zentimetern zum Körper halten. Die Handflächen zeigen nach oben und die Finger sind locker. Atmen Sie ein und führen Sie dabei die Hände ruhig vor dem Körper nach oben bis vor den Kopf, etwa auf Stirnhöhe, die Handflächen sind dabei zum Körper gerichtet. Bleiben Sie für einige Atemzüge so, bis Sie das Qi in Ihren Händen beziehungsweise in Ihrem Kopf spüren. Nun atmen Sie aus, bringen die Hände langsam herunter zum Bauch und dann zur Seite neben die Beine. Währenddessen folgen Ihre Gedanken den Händen und Sie entspannen sich.

- **„Qi-Steuerung" – YunQiFangSongFa:**
  Legen Sie Ihre Hände übereinander auf das Dantian oder auf den Nabel. Atmen Sie zuerst einige Züge mit Beteiligung der Bauchdecke ein und aus. Ziehen Sie bei der Einatmung die Bauchdecke nach innen und wölben sie bei der Ausatmung nach außen (siehe auch paradoxe Zwerchfellatmung S. 33). Nun heben Sie bei der Einatmung mit eingezogener Bauchdecke den Beckenboden an, so dass Sie das Gefühl haben, dass Ihr Qi mit Hilfe des Zwerchfells vom Bauch beziehungsweise vom Dantian hinauf zum Brustkorb und zum Kopf steigt. Dann entspannen Sie Bauch und Beckenboden allmählich wieder, während Sie ausatmen. Dabei sollten Sie Ihre Aufmerksamkeit vom Kopf schrittweise nach unten zum Dantian führen.

Auf diese Weise können Sie sich von Kopf bis Fuß Schritt für Schritt entspannen. Sie können den Vorgang öfter wiederholen, bis Sie ein gutes Gefühl von Entspannung bekommen. Wenn Sie merken, dass einige Stellen in Ihrem Körper noch nicht optimal entspannt sind, können Sie dieselbe Methode gezielt an diesen Stellen wiederholen.

2. Schulung der Atmung – TiaoXi

Bei der Schulung der Atmung geht es darum, die eigene Atmung zu regulieren und zugleich zu trainieren. Sie nimmt eine Schlüsselrolle ein für die Entspannung, die Pflege des Qi und die Regulierung der verschiedenen Organfunktionen. Es gibt mehrere Bezeichnungen dafür: TuNa, (Ein- und Ausatmung, wörtlich Schlucken und Spucken), TiaoXi, (Atmung kultivieren), TiaoQi, (Qi regulieren), ShiQi, (Qi einnehmen), etc. Bei der Schulung der Atmung werden neben der eingesetzten Atemtechnik auch die Art und Weise, wie die Atmung ausgeführt und das Qi gesteuert wird, beachtet. Ferner sollte sie mit der Regulierung von Körper und Geist koordiniert werden.

Allgemeine Hinweise

Abgesehen von gezielten Atemmanipulationen, wie sie bei manchen Übungen erwünscht sind, sollte Ihre Atmung bei den Übungen des stillen Qigong natürlich, gleichmäßig und ruhig, tief und zwanglos fließend sein. Wichtig ist, dass Sie den Atem nicht anhalten, vor allem nicht nach der Einatmung.

Sollte Ihnen diese ruhige, relativ tiefe, aber sanfte Atmung während einer Übung doch anstrengend geworden sein, dann können Sie gegen Ende der nächsten Ausatmung den ganzen Körper innerlich loslassen, als ob Sie stöhnen würden, ohne das Geräusch tatsächlich zu machen. Danach können Sie mit der Ein- und Ausatmung in Ruhe fortfahren.

Ebenso wichtig ist, dass Sie die Tiefe und Dauer der Atemzüge (Atemfrequenz) nicht übereifrig zu früh verlängern beziehungsweise verlangsamen. Eine erzwungene vertiefte Atmung kann ziemlich rasch belasten oder anstrengen und dann flache und schnelle Atemzüge, Herzklopfen und innere Unruhe bewirken. Geschieht dies, empfiehlt es sich, die momentan beschleunigte Atemfrequenz zu akzeptieren und ganz bewusst geschehen zu lassen, ohne irgendwelche Atemmanipulationen vorzunehmen. Nach einer Weile beruhigen sich Atmung und Herz von selbst und Sie können die ruhige, natürlich fließende Atmung fortsetzen.

Mit wenigen Ausnahmen wird beim stillen Qigong keine besondere Atemtechnik empfohlen. Viel wichtiger ist, dass Ihre Atmung während der ganzen Übungsdauer wie beschrieben natürlich, zwanglos fließend und ruhig bleibt. Daher sollten Sie die Ihnen gewohnte Atmung beibehalten, es sei denn, Sie wollen eine neue Atemtechnik erlernen. Bei manchen Übungen des stillen Qigong kann jedoch eine bestimmte Atemtechnik von Vorteil sein. Zum Beispiel kann die Zwerchfell- oder Bauchatmung die Konzentration der Aufmerksamkeit im Dantian fördern und das Qi-Gefühl im Dantian verstärken. Bei stillen Qigong-Übungen, bei denen die innere Arbeit ganz oder teilweise im Dantian stattfindet, kann es somit doch ratsam sein, es mit der Zwerchfellatmung zu versuchen.

Verschiedene Atemtechniken

- **Natürliche Atmung:**
  Atmen Sie weiter wie bisher, greifen Sie also nicht in den Atemprozess ein und führen Sie keine bewusste Atemmanipulation durch. Mit der Zeit wird die Atmung ohne Ihr Zutun ruhiger und tiefer. Empfohlen wird diese Atemtechnik für AnfängerInnen und bei manchen Qigong-Übungen wie Entspannungsübungen und Stehender Säule.

- **Tiefe natürliche Atmung:**
  Auch hier führen Sie keine besondere Atemtechnik aus, sondern reduzieren lediglich die Atemfrequenz. Es spielt keine Rolle, ob Sie dabei überwiegend den Brustkorb, den Bauch (Zwerchfell) oder beides einsetzen. Wichtig ist, dass die Atmung ruhig, gleichmäßig und tief bleibt. Die tiefe natürliche Atmung wird neben der Zwerchfellatmung im Qigong am häufigsten angewandt. Sie hat eine beruhigende und regulierende Wirkung auf die Großhirnrinde und verschiedene innere Organe.

- **Zwerchfellatmung oder Bauchatmung:**
  Bei der Zwerchfellatmung lassen Sie das Zwerchfell beim Einatmen in den Bauchraum sinken, so dass sich der Bauch ein wenig nach außen wölbt, und bringen es beim Ausatmen wieder in den Brustkorb zurück, so

dass sich die Bauchdecke leicht senkt. Der Brustkorb wird dabei nur passiv bewegt. Diese Atmung ist vorteilhaft für das Hinabsenken des Qi zum Dantian und für die Funktionsregulierung der inneren Organe.

- **Paradoxe Zwerchfellatmung:**
  Ziehen Sie den Bauch beim Einatmen aktiv ein und senken Sie das Zwerchfell dabei nach unten. Beim Ausatmen hingegen entspannen Sie den Bauch, wobei sich das Zwerchfell nach oben hebt. Dadurch entsteht ein erhöhter Druck im Bauchraum beim Einatmen und eine relativ verstärkte Druckentlastung beim Ausatmen. Gezielt angewandt, wirken diese intensiven Druckschwankungen besonders positiv auf die „Konservierung" des Qi im Dantian und auf die Funktionsregulierung der inneren Organe.

- **Intervallatmung oder Schildkrötenatmung:**
  Atmen Sie wie bei der natürlichen Atmung oder der Zwerchfellatmung, legen aber nach dem Ausatmen, seltener auch nach dem Einatmen, eine kurze Atempause ein, bevor das nächste Einatmen beziehungsweise Ausatmen folgt. Beim Erlernen dieser Atemtechnik sollten Sie zunächst nur kurze Pausen von zwei bis drei Sekunden machen. Später können Sie die Atempausen auf vier bis sechs Sekunden oder mehr ausdehnen.
  Seien Sie vorsichtig mit dieser Atemtechnik. Wenn Sie sie zu früh forcieren, kann es zu Zwischenfällen wie Atemnot und Herzklopfen kommen. Wer sehr viel Erfahrung hat, kann seine Atemzüge mit der Intervallatmung auf zwei bis drei pro Minute reduzieren, aber wirklich nur, wer viel Erfahrung hat und bereits dafür konditioniert ist.
  Die alten Chinesen nahmen an, dass die Schildkröten so atmen würden. Daher wird die Intervallatmung auch als Schildkrötenatmung (GuiXiFa) bezeichnet. Sie ist die angewandte Atemtechnik bei NeiYangGong, den Übungen zur inneren Regulation, und einigen anderen daoistischen Qigong-Übungen.

- **Embryonale Atmung:**
  Bei dieser Atemtechnik verlangsamen Sie die Atmung bewusst durch den sanften und sparsamen Einsatz

des Körpers. Die Bewegungen des Bauchs und des Brustkorbs lassen sich bei dieser Atmungsart von außen kaum wahrnehmen. Es erinnert an das Kind im Mutterleib, das keine Atmung mit dem Brustkorb tätigt. Daher wird sie embryonale Atmung, TaiXiFa, genannt. Diese Atemtechnik, die dazu befähigt, mit drei bis vier, ja bei besonders Geübten sogar mit nur ein bis zwei Atemzügen pro Minute auszukommen, ist nur langsam und durch längerfristiges, ausdauerndes Üben zu erlernen.
Die embryonale Atmung wird beim Qigong als hohe Schule der Atemtechnik angesehen. Sie sollten sie keinesfalls erzwingen, sondern sich erst dann an ihr versuchen, wenn Sie sich bereits eine solide Basis mit einer anderen Atemtechnik wie der tiefen natürlichen Atmung oder der Zwerchfellatmung geschaffen haben. Dann wird sie allmählich und fast von alleine erfahr- und praktizierbar.
Die embryonale Atmung ist für die Vermehrung und Konservierung des YuanQi (ursprünglichen Qi) besonders wertvoll. Sie wird besonders häufig bei den klassischen Qigong-Übungen wie kleiner oder großer Qi-Kreislauf eingesetzt. Manche Qigong-Schulen nennen diese Atemtechnik Schildkrötenatmung.

In der Regel atmen wir durch die Nase ein und aus. Bei manchen Schulen wird empfohlen, durch die Nase einzuatmen und durch den Mund auszuatmen, in seltenen Fällen auch durch den Mund ein- und auszuatmen. Manche Qigong-Übungen verlangen, dass die Atmung mit einem bestimmten Vorgehen kombiniert wird, zum Beispiel den Beckenboden anheben, Anlegen der Zungenspitze an den Gaumen, Affirmationen von bestimmten Worten, Bewahrung der Aufmerksamkeit im Dantian. Einige Übungen verlangen absichtlich eine heftige Atmung: schnell und viel ein- und auszuatmen oder Geräusche (ähnlich wie beim Schluckauf) zu produzieren.

Das Qi führen – XingQi

Unter dem Begriff XingQi versteht man im Qigong, dass man Qi mit Hilfe einer bewussten Führung im Körper bewegt. Im Grunde genommen handelt es sich hierbei um keine reine Atemtätigkeit mehr, obwohl es manchmal unter Atemeinsatz durchgeführt wird. Vielmehr ist XingQi ein Aspekt der geistigen Aktivitäten im Sinne der bewussten Führung des Qi durch den Geist beziehungsweise den Willen.

Wichtig bei der Qi-Führung ist, dass Gedanken und Qi miteinander verschmelzen, so dass das Qi willentlich in verschiedene Regionen des Körpers gelenkt und gegebenenfalls aus dem Körper abgegeben werden kann. Diese Arbeit mit dem Qi wird bei vielen Übungen praktiziert wie Xiao- und DaZhouTian, dem Kleinen und dem Großen Qi-Kreislauf, GuanQiFa, der Qi-Fluss-Übung, Dantian-ZuoGong, der Dantian-Übung im Sitzen, sowie bei der Behandlung mit äußerem Qi, WaiQiLiaoFa.

Hier werden die drei am häufigsten eingesetzten Möglichkeiten das Qi zu bewegen kurz vorgestellt.

- **Bewusste Führung:**
  Zuerst konzentrieren wir unsere Aufmerksamkeit (Yi-Gedanken) im Dantian und bleiben dort eine Weile, bis wir das Qi-Gefühl im Dantian deutlich spüren. Dann leiten wir dieses Qi-Gefühl willentlich mit Hilfe der Aufmerksamkeit zu einer Stelle in unserem Körper. Dabei verlagern wir unsere Aufmerksamkeit schrittweise vom Dantian in Richtung der beliebigen Stelle, gegebenenfalls über den bekannten Verlauf der Meridiane. Manchmal wird zur Unterstützung der bewussten Führung die Atmung eingesetzt.

- **Führung durch das Qi:**
  Ähnlich wie bei der bewussten Führung warten wir erst einen Moment, bis wir das Qi im Dantian deutlich wahrnehmen und das Qi sich aus dem Dantian heraus im Körper bewegt. Dabei verfolgen wir das Qi bei seiner Zirkulation mit unserer Aufmerksamkeit.

- **Imagination:**
  Unabhängig davon, ob wir das Qi im Dantian spüren, leiten wir das Qi imaginär aus dem Dantian entlang des Meridianverlaufs oder unabhängig vom Meridianverlauf zu beliebigen Stellen, zum Beispiel zu einem Organ, das wir selbst behandeln wollen.

3. Schulung des Geistes – TiaoXin

Der Einsatz der geistigen Aktivitäten ist die wichtigste Basis des Qigong. Wie gut Qigong wirkt, hängt in erster Linie davon ab, wie gut wir mit unseren geistigen Aktivitäten, unter anderem Ruhe und Präsenz, arbeiten können. Die Schulung des Geistes wird im Chinesischen Tiao Shen, Schulung/Regulierung des Shen-Geistes, TiaoYi, Schulung/Regulierung der Yi-Gedanken, LianYi, Yi-Gedanken schulen/trainieren, oder TiaoXin, Schulung und Regulierung des Xin-Herzens, genannt, wobei es auch noch weitere weniger gebräuchliche Bezeichnungen gibt.

Ziele der Schulung des Geistes sind

- die Übung von Anfang bis Ende unter höchster Konzentration, voller Achtsamkeit, ohne jeglichen störenden Gedanken und in Ruhe im Sinne der bewussten Führung einwandfrei durchzuführen. Die Lehre des Qigong beschreibt dies als „den Shen-Geist schulen, um in den Zustand der Gedanken-Leere (Xu) zu kommen“, „Lian Shen Huan Xu“.

- weitere geistige Aktivitäten, die auf dieser höchsten Konzentration an Aufmerksamkeit aufbauen, um den jeweiligen Zweck der Übung zu erfüllen, zum Beispiel die Bewahrung der Achtsamkeit auf einer bestimmten Stelle im Körper wie dem Dantian, Imagination und Affirmation. Auch der Zustand der geistigen Versenkung in Form einer vertieften inneren Ruhe gehört dazu.

Methoden zur tiefen inneren Ruhe

Die Art und Weise, wie die tiefe Ruhe und geistige Konzentration in der Übung zu erreichen sind und welche weiteren geistigen Aufgaben wir dabei durchführen, wird in der Regel bei der Darstellung der jeweiligen Übungen angegeben. Hier werden einige gängige Methoden, wie wir innere Ruhe und geistige Präsenz erreichen können, kurz vorgestellt. Nehmen Sie zuerst die erforderliche Körperhaltung korrekt und bequem ein und regulieren Sie die Atmung, dann können Sie Folgendes tun:

- **Atmung begleiten:**
  Lenken Sie Ihre Aufmerksamkeit auf die Atmung und beobachten Sie, wie Ihr Körper dabei arbeitet. Verfolgen Sie den Weg der Atmung, ohne sie dabei zu manipulieren. Wenn Gedanken und Atmung eins werden, erreichen Sie schnell einen Zustand tiefer Ruhe.

- **Atemzüge zählen:**
  Lenken Sie Ihre Aufmerksamkeit wieder auf die Atmung und zählen Sie Ihre Atemzüge. Dabei können Sie unendlich weiter zählen oder nur bis zu einer bestimmten Anzahl von Atemzügen. Auf diese Weise nehmen Sie Ihre Umgebung nicht mehr bewusst mit dem Blick, den Ohren und der Nase wahr und kommen dann in die erwünschte tiefe Ruhe.

- **Atemgeräusch hören:**
  Lenken Sie Ihre Aufmerksamkeit abermals auf die Atmung und versuchen Sie konzentriert Ihre leisen Atemgeräusche zu hören. Vermeiden Sie absichtlich Geräusche zu produzieren. Je leiser Ihre Atemgeräusche sind, desto besser können Sie die tiefe Ruhe erreichen. Wenn Sie fast geräuschlos atmen, sollten Sie das Geräusch einfach erahnen. Die Stille, die Sie bei sich selbst spüren, führt Sie dann unmerklich in die tiefe Ruhe.

- **Bewahrung der Yi-Gedanken:**
  Lenken Sie Ihre Aufmerksamkeit auf eine Stelle in Ihrem Körper – häufig benutzt man hierfür das Dantian im unteren Bauch – oder außerhalb Ihres Körpers – zum Beispiel zu einem Baum, einem Edelstein etc. –, an der Sie gedanklich leicht bleiben können. Bewahren Sie Ihre Aufmerksamkeit an dieser Stelle, ohne sich allzu sehr anzustrengen. Versuchen Sie dabei entspannt, ruhig und natürlich zu werden. Auf diese Weise können Sie sich von störenden Gedanken befreien.

- **Affirmation:**
  Wiederholen Sie die Stichworte „ruhig und entspannt“, während Sie ein- und ausatmen. Oder sagen Sie sich in Gedanken „Ich bin ruhig“ beim Einatmen und „ich bin entspannt“ beim Ausatmen. Dieser minimale Gedankengang besetzt Ihre geistige Aufmerksamkeit, so

dass Sie frei von anderen störenden Gedanken werden und tiefe Ruhe erlangen können.

- **Gedankliche Beobachtung:**
  In Gedanken, das heißt ohne tatsächlich mit den Augen zu sehen, beobachten Sie eine bestimmte Stelle in Ihrem Körper oder außerhalb Ihres Körpers. Das Wahrnehmen durch Fühlen und Spüren hat eine ähnliche Wirkung wie andere oben genannte Methoden, so dass Sie dadurch auch in die erwünschte innere Ruhe gelangen können.

Fazit

Die oben genannten drei Bereiche der Schulung des Körpers, der Atmung und des Geistes üben einen deutlichen Einfluss aufeinander aus. Ein Fehler in einem Bereich kann die anderen Bereiche und damit das Gelingen des Übens beeinträchtigen. Folgende Lehrmeinung des Qigong verdeutlicht diese Bedeutung: „Wenn der Körper nicht korrekt (in der Haltung und der Bewegung) ist, kann das Qi (Atmung und Steuerung des Qi) nicht einwandfrei fließen. Wenn das Qi nicht einwandfrei fließt, kann der Geist nicht zentriert werden. Wenn der Geist nicht zentriert ist, wird das Qi durcheinander gebracht.“ Daher müssen die Arbeit mit dem Körper, mit der Atmung und mit dem Geist sehr eng miteinander verknüpft werden und aufeinander abgestimmt sein, um die Qigong-Übungen fachgerecht ausführen zu können.

III.
Stilles Qigong – JingGong

Stilles Qigong – JingGong

Einführung

Stilles Qigong wird dadurch charakterisiert, dass die Übungen in Ruhe durchgeführt werden, nachdem die für die jeweilige Übung vorgesehene Körperhaltung eingenommen wurde, sei es Liegen, Sitzen oder Stehen. Wie der Name verrät, wird im stillen Qigong hauptsächlich auf Ruhe (innerliche und körperliche) gesetzt, um das Qi zu regulieren und zu schulen. Dabei werden keine oder nur sehr sparsame Bewegungen gemacht.

Beim stillen Qigong bewegen wir uns also kaum, nachdem die Körperhaltung eingenommenen wurde. Die aktive Arbeit geschieht innerlich, um Qi und Blut zirkulieren zu lassen und die inneren Organe sowie die Meridiane zu regulieren. Daher sagt man im stillen Qigong „äußerlich ruhig, innerlich rege“ (Wai Jing Nei Dong). Dabei setzen wir neben der Atmung hauptsächlich verschiedene geistige Aktivitäten wie Konzentration und geistige Präsenz in einem Körperteil, zum Beispiel dem Dantian im Unterleib, Imagination und Affirmation ein. Diese Aufgaben werden in China als innere Arbeit im Qigong bezeichnet. Deshalb wird stilles Qigong auch inneres Qigong (NeiGong) genannt. Allerdings wird diese Übungsweise mit inneren Aufgaben ebenfalls in vielen Qigong-Übungen mit Bewegung sowie in den inneren Kampfkünsten wie Taijiquan (sogenanntes Schattenboxen) und Xingyiquan (Faustkampftechnik nach den fünf Elementen) angewandt.

Auch wenn wir uns im stillen Qigong nicht oder nur wenig bewegen, müssen wir aktiv mit unserem Körper arbeiten, um die eingenommene Körperhaltung zu bewahren. Dabei sollten wir nur so viel Muskelkraft einsetzen, wie für die Haltung gerade gebraucht wird. Wenn wir zuviel Muskelkraft einsetzen, kann dies zu einer erhöhten Anspannung in einem Teil des Körpers oder im ganzen Körper führen. Dies ist ungünstig für den Verlauf der Übung und verursacht unter Umständen unnötige körperliche und psychische Verspannungen. Das Ziel, nicht mehr Muskelkraft einzusetzen als unbedingt nötig und zugleich größtmögliche Entspannung zu erhalten, zwingt uns, ganz gezielt und bewusst mit unserem Körper und unserem Geist zu arbeiten. Diese enorm anspruchsvolle Schulung kann uns helfen, effizient mit unserem Körper umzugehen.

Es wurden mehrere Bezeichnungen für stilles Qigong benutzt, die hauptsächlich auf die jeweils angewandte Methode zurückzuführen sind. Zum Beispiel Tuna (Ein- und Ausatmen), XingQi (Qi Zirkulieren), LianDan (innere Alchimie) sowie DaZhuo, JingZhuo und ChanDing, die allesamt als Sitzmeditation zu verstehen sind. Einige dieser Synonyme werden in manchen Qigong-Schulen immer noch benutzt.

Seit wann stilles Qigong in China praktiziert wird, lässt sich zur Zeit noch nicht eindeutig feststellen. Es gibt in den frühen Klassikern der chinesischen Literatur wie dem „SuWen" – „Schlichte Fragen" aus dem „Klassiker des gelben Kaisers", HuangDiNeiJing, der in der Epoche der streitenden Reiche (475 – 221 v. Chr.) verfasst worden sein soll – und dem „DaoDeJing" – oder Tao Te King von LaoZi, das vermutlich in der Epoche der frühen Qin-Dynastie (221 – 207 v. Chr.) entstanden ist – einige Passagen und Abhandlungen über die Methoden zur Erhaltung der Gesundheit, die heute inhaltlich als Qigong verstanden werden können.

Erst aus der Epoche der Jin-Dynastie (265 – 420 n. Chr.) gibt es schriftliche Aufzeichnungen von stillen Qigong-Übungen. Der berühmte Arzt, daoistische Philosoph und Alchimist Ge Hong (283 – 363 n. Chr.) beschrieb in seinem Werk „BaoPuZi" bereits eine Qigong-Übung mit einer bestimmten Atemtechnik: „... Atme die Luft durch die Nase ein, bewahre den Atem für eine Weile. Dann atme die Luft ganz sparsam und leise durch den Mund aus.

Dabei sollte man keinerlei Atemgeräusch hören können und bei der Ausatmung sollte eine Daune vor dem Mund nicht bewegt werden. ...“ Tao HongJing (456 – 536 n. Chr.), ein berühmter Arzt und Pharmakologe aus der Epoche der südlichen und nördlichen Dynastien (420 – 589 n. Chr.), beschrieb in seinem Werk „YangXingYan-MingLu“ die Übung der sechs heilenden Laute.

Wenn man bedenkt, wie lange es damals in China dauerte, bis eine Neuigkeit in der Medizin und im Bereich der Gesundheitspflege in ein klassisches Werk aufgenommen wurde, kann man davon ausgehen, dass stilles Qigong seit etwa 2000 Jahren in China bekannt sein dürfte und auch praktiziert wurde.

Übungen im Liegen – WoGong

Einführung

Die Übungen im Liegen haben in der Regel eine entspannende, beruhigende und Erholung fördernde Wirkung. Je nach eingesetzter Methode (Konzentration, Affirmation, Atmung und Körperhaltung) können sie auch weitere Wirkungen hervorrufen. Diese Wirkungen werden bei den jeweiligen Übungen gesondert angegeben.

Übungsort

Die Übungen werden gewöhnlich in einem geschlossenen Raum durchgeführt. Wichtig ist, dass der Raum eine ruhige Atmosphäre und angenehme Lichtverhältnisse (nicht zu hell oder zu dunkel) hat, wohl temperiert (etwa 20° C) und gut gelüftet ist. Wenn es möglich ist, sollten Sie eine dünne weiche Unterlage auf den Boden legen, so dass Sie bequem liegen. Ziehen Sie lockere, weiche und relativ warme Kleidung an, damit Sie bequem, ruhig und frei üben können. Sollten Sie während oder nach der Übung frieren, decken Sie sich mit einer leichten Decke zu.

Suchen Sie einen Platz im Raum, an dem Sie sich wohl und geschützt fühlen. Sorgen Sie dafür, dass Sie nicht direkt im Luftzug liegen und dass die Sonne Sie nicht blendet.

Lagerung

Das Liegen dient unter anderem dem Zweck, sich optimal zu entspannen und loszulassen. Dabei sollten Sie darauf achten, dass der ganze Rücken inklusive Lendenwirbelsäule flach auf dem Boden aufliegt und die gesamte Wirbelsäule vom Kreuzbein bis zur Halswirbelsäule eine Gerade bildet.

Ein Weg, diese Gerade zu erreichen, ist der, sich zuerst mit ausgestreckten, aneinander gelegten Beinen auf den Boden bzw. die Unterlage zu setzen. Schauen Sie jetzt auf Ihre beiden großen Zehen oder auf die Lücke zwischen den Zehen und legen Sie Ihren Oberkörper und danach Ihren Kopf ganz langsam, gegebenenfalls mit Unterstützung der Hände, auf der Unterlage ab. Blicken Sie dabei so lange auf Ihre beiden großen Zehen, bis Sie sich ganz hingelegt haben.

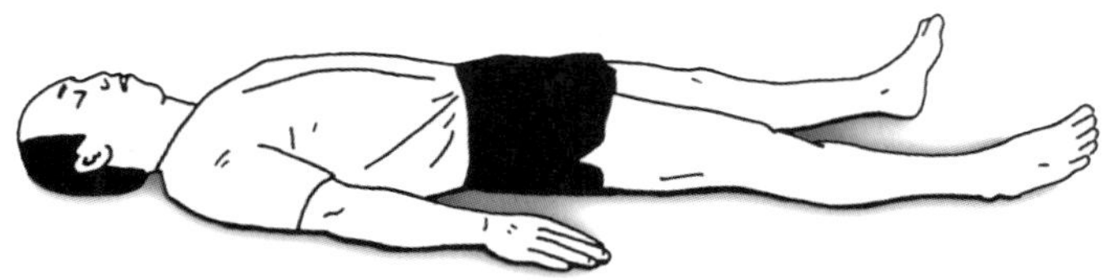

Abb. 1

Gegebenenfalls können Sie den Kopf und die Schulterpartie mit Hilfe eines Kissens leicht erhöht lagern, Hals und Nacken dürfen dabei aber nicht abgeknickt werden. Sie können auch eine Nackenrolle benutzen. Legen Sie die Arme locker ausgestreckt neben den Körper, wenn es die Übung nicht anders verlangt. Die Handflächen sind dabei der Unterlage zugewandt.

Strecken Sie die Beine ebenfalls locker aus und lassen Sie die Füße frei fallen. Sollte das Liegen auf dem Rücken aufgrund von Rückenschmerzen oder Hohlkreuzbildung unangenehm für Sie sein, können Sie eine Unterlage unter die Kniekehlen legen. Diese erhöhte Knielagerung mit leicht angebeugten Beinen hilft Ihnen, den Lendenbereich zu entspannen. Bei manchen Übungen müssen die Beine aufgestellt werden. In diesem Fall wird die Haltung der Beine bei der Beschreibung der Übung angegeben.

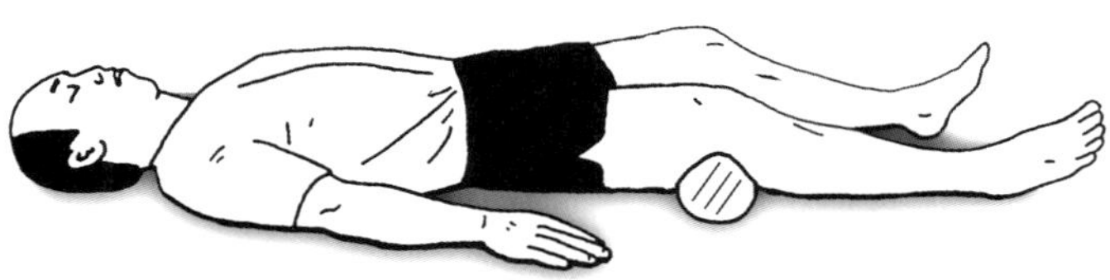

Abb. 2

Vorgehensweise

Nachdem Sie eine angenehme und stabile Lage eingenommen haben, sollten Sie nicht sofort mit dem Üben beginnen. Vorteilhaft ist, wenn Sie sich ein wenig Zeit nehmen, die nötige Ruhe und Aufmerksamkeit für das Üben zu finden. So gelingt das Üben leichter und die erwünschten Wirkungen können sich voll entfalten.

Die Zeit, die Sie für die gesamte Übung benötigen, sollten Sie nicht zu knapp planen, damit Sie in Ruhe zu Ende üben können und nicht unter Druck geraten. Wichtig ist auch, dass Sie trotz der entstehenden Entspannung versuchen, die Übung bis zum Schluss wach und aufmerksam durchzuführen. Nur so können Sie die ganze Wirkungsbreite der jeweiligen Übung genießen.

Sollten Sie beim Üben häufig einschlafen, versuchen Sie eine andere Tageszeit zu finden, zu der Sie besser wach bleiben können. Weiterhin können Sie die Augen beim Üben einen Spalt breit geöffnet lassen. Das ins Auge fallende Licht hilft dabei wach zu bleiben. Es kann auch helfen, wenn Sie sich den Satz „Ich bleibe wach, ich schlafe nicht ein“ vor Übungsbeginn innerlich deutlich suggerieren.

Wenn Sie die Übung speziell gegen Schlafstörungen einsetzen, können Sie natürlich im Bett üben und dabei bzw. anschließend schlafen.

Wenn Sie die Übung beenden, haben Sie in der Regel länger als zehn Minuten gelegen. Bedingt durch die liegende Position sowie die intensive Entspannung und innere Ruhe, die alle Qigong-Übungen im Liegen herbeiführen, arbeitet der Kreislauf nach einer solchen Übung ziemlich sparsam, das heißt, der Blutdruck ist recht niedrig. Aus diesem Grund sollten Sie sich nach dem Üben nicht sofort und plötzlich aufsetzen oder gar aufstehen, sondern zuerst dafür sorgen, dass Ihr Kreislauf wieder in Schwung kommt. Strecken und recken Sie sich und gähnen Sie ausgiebig. Heben Sie die Beine in die Luft und machen Sie langsame Radfahrbewegungen etwa zwanzig- bis dreißigmal.

Um besser wach zu werden, können Sie vor dem Aufsetzen das ganze Gesicht, besonders um die Augen herum, sowie Kopf und Nacken sanft streichen und massieren. Gegebenenfalls machen Sie diesen Vorgang noch einmal, nachdem Sie sich aufgesetzt haben.

Übungsfrequenz und -dauer

Jede Übung hat eine unterschiedliche Dauer, die Voraussetzung dafür ist, dass die Übung in Ruhe zu Ende geführt werden kann, und um die angestrebten Wirkungen zu erzielen. Bei der Darstellung der einzelnen Übungen wird die jeweilige Dauer, gegebenenfalls auch die Dauer der einzelnen Übungsphasen, angegeben. Es ist ratsam, die empfohlene Übungsdauer in etwa einzuhalten. Sicherlich kann sie nach Ihren persönlichen Bedürfnissen geringfügig verkürzt oder verlängert werden. In der Regel sollten Sie nicht weniger als zehn Minuten im Liegen üben. Nur in wenigen Ausnahmen ist es sinnvoll, länger als dreißig Minuten zu üben.

Wie bei anderen Übungen müssen Sie eine gewisse Routine erwerben, bevor die erwünschten Wirkungen deutlich spürbar werden. Daher ist es ratsam, die Übungen, die Sie ausgesucht haben, regelmäßig zu praktizieren. Am Anfang sollten Sie versuchen täglich einmal, bei der Behandlung mancher Beschwerden auch mehrmals täglich zu üben. Wenn Sie Routine erworben haben oder Ihr Gesundheitszustand sich stabilisiert hat, sollten Sie vier- bis fünfmal in der Woche als Erhaltungsdosis üben.

FangsongGong – Übung zur Entspannung im Liegen

Fangsong bedeutet wörtlich „Loslassen“ oder „Sich Fallenlassen“. FangsongGong wird wegen seiner entspannenden Wirkung auf Körper und Psyche nicht nur bei den untenstehenden Indikationen eingesetzt. Es dient auch dazu, die Qi-Zirkulation im Körper zu verbessern, und wird daher von vielen Qigong-Schulen als Standardübung angesehen und als Basisübung für eine ganze Reihe weiterführender Übungen praktiziert.

Funktion

FangsongGong eignet sich als allgemeine Entspannungsübung, aber auch hervorragend zur Behandlung von Schlafstörungen, erhöhtem Blutdruck, stressbedingten Beschwerden und Funktionsstörungen sowie chronischen Erkrankungen verschiedener innerer Organe wie Asthma bronchiale, Angina pectoris, Magen- und Zwölffingerdarmgeschwüre, Menstruationsschmerzen etc. Dieses Qigong hilft dabei sich effektiv zu regenerieren und damit neue Kraft zu schöpfen. Daher eignet sich diese Übung auch sehr gut bei Erschöpfungszuständen. Ferner schult FangsongGong durch die spezifische Übungsweise die Fähigkeit, sich bewusst und gezielt zu entspannen.

Vorbereitung

Wählen Sie sich einen Platz, wo Sie bequem auf dem Rücken liegen können, sei es auf dem Boden oder auf einer stabilen Unterlage. Wichtig ist, dass die Wirbelsäule gerade ist, wie dies zuvor ausführlich beschrieben wurde. (siehe Einführung zu den Übungen im Liegen, Seite 45) Ebenso wichtig ist, dass Sie bequem liegen.

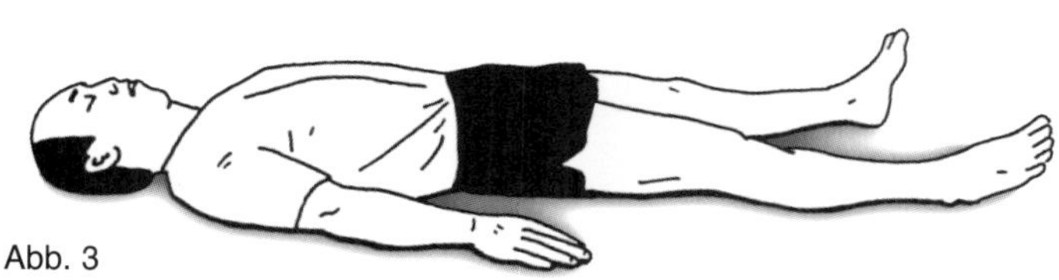

Abb. 3

Schließen Sie die Augen. Mund und Lippen sind entspannt, so dass die Zähne sich nur leicht berühren. Legen Sie die Zungenspitze direkt hinter den Schneidezähnen an den Gaumen. Atmen Sie durch die Nase ein und aus, ohne eine besondere Atemtechnik anzuwenden und ohne die Tiefe oder die Frequenz der Atmung zu verändern. Es genügt den Anforderungen dieser Übung völlig, wenn Ihre Atmung ruhig, gleichmäßig und fließend ist.

Bevor Sie sich bewusst und Schritt für Schritt entspannen, nehmen Sie sich ruhig einen Moment Zeit für die innere Vorbereitung, indem Sie sich zum Beispiel gedanklich im Dantian sammeln. Alternativ dazu können Sie die Einatmung in Gedanken mit dem Satz „Ich bin ruhig“ und die Ausatmung mit dem Satz „Ich bin entspannt“ begleiten. Wiederholen Sie diese Sätze in Gedanken einige Male.

Übungsablauf

Wenn Sie sich innerlich ruhig und entspannt fühlen, beginnen Sie mit dem bewussten Entspannen der einzelnen Körperteile. Die übliche Reihenfolge beim Qigong ist: Gesicht-Kopf, Nacken-Hals, Schulter-Ober-/Unterarm-Hand-Finger, Brust-Bauch, Rücken-Kreuz, Gesäß-Ober-/Unterschenkel-Fuß-Zehen.

Lassen Sie die einzelnen Körperteile ganz bewusst und jeweils bei der Ausatmung los. Gegebenenfalls können Sie die Entspannung eines Körperteils auch über mehrere Atemzüge wiederholen. Bei Bedarf wenden Sie sich anschließend gezielt den inneren Organen oder demjenigen Organ zu, mit dem Sie Probleme haben oder das Sie besonders regulieren wollen, seien es nun die Lunge, das Herz, die Gallenblase, der Magen oder der Zwölffingerdarm, die Nieren, die Harnblase, die Gebärmutter oder ein anderes Organ.

Nachdem Sie den ganzen Körper, gegebenenfalls auch die inneren Organe, durch diese Übung entspannt haben, bleiben Sie noch einige Minuten liegen und genießen Sie diesen wohltuenden Zustand. Danach können Sie die Übung in Ruhe beenden. (siehe Einführung zu den Übungen im Liegen, Seite 47)

Übungsfrequenz und -dauer

Je nach Intensität Ihrer Beschwerden sollten Sie zwei- bis dreimal am Tag jeweils 20 bis 30 Minuten lang üben. Wenn sich der Zustand deutlich gebessert hat oder wenn die Beschwerden relativ gering sind, genügt es in der Regel, nur einmal täglich zu üben. Gewöhnlich tritt eine spürbare Besserung schon relativ kurz – ein bis zwei Wochen – nach Übungsbeginn ein, manchmal wird auch eine längere Zeit von bis zu sechs Wochen benötigt.

Dies und auch die Wirkungsintensität hängen wesentlich davon ab, wie gut Sie sich entspannen und innere Ruhe bei sich einkehren lassen können. Eine deutliche Stabilisierung der Gesundheit wird aber meist erst nach zwei bis drei Monaten möglich sein. Auch wenn Sie frei von Beschwerden sind, sollten Sie diese Entspannungsübung regelmäßig prophylaktisch weiter praktizieren. So können Sie einen Rückfall vermeiden.

NeiYangGong – Übung zur inneren Regulation

NeiYang bedeutet wörtlich „Inneres Pflegen“ oder „Inneres Ernähren“. Damit ist die allgemeine Wirkung dieser Übung für den Aufbau und die Erhaltung des Qi gemeint. Es gibt eine Reihe von verschiedenen Übungen des NeiYangGong, welche die gleiche Wirkung zeigen und von ihrer Vorgehensweise her relativ ähnlich sind.

Die hier beschriebene Übung ist von denen, die im Liegen durchgeführt werden, eine der populärsten Qigong-Übungen in China. Die weite Verbreitung ist auf ihre wohltuende Wirkung und ihre breiten Einsatzmöglichkeiten zurückzuführen.

Funktion

NeiYangGong wirkt sowohl Qi aufbauend und Qi stabilisierend, als auch regulierend auf die inneren Organe und entspannend. Durch die besondere Atemtechnik kann dieses Qigong das vegetative Nervensystem, das Atmungs-, das Herzkreislauf- und das Verdauungssystem regulieren und stabilisieren. Es eignet sich hervorragend zur Behandlung chronischer Funktionsstörungen und Erkrankungen der inneren Organe im Brust- und Bauchraum wie Bronchitis, Asthma bronchiale, Herzfunktionsschwäche, Magensenkungen, Magen- und Zwölffingerdarmgeschwüre, Leberentzündungen, Verdauungsstörungen, Verstopfung, Harnblasenbeschwerden, Menstruationsbeschwerden usw. Es hilft außerdem gut bei vielen nervösen Beschwerden. Daher wird es in chinesischen Kliniken und Sanatorien häufig zur Behandlung von psychosomatischen und funktionellen Beschwerden eingesetzt.

Unsere Kenntnisse über die Wirkung der Intervall-Atemtechnik sind noch sehr lückenhaft. Sicher aber ist, dass sich mit ihrer Hilfe die genannten Beschwerden, insbesondere die des Verdauungssystems, schneller und effektiver behandeln lassen. Klinische Tests haben ergeben, dass diese spezielle Atemtechnik die Durchblutung der inneren Organe und die Peristaltik des Magen-Darm-Traktes durch die starken Druckschwankungen im Bauchraum stärker fördert als die gewöhnliche Bauch- bzw. Zwerchfellatmung.

Vorbereitung

Diese Übung wird meist in Seitenlage durchgeführt, weil sich so die Bauchdecke bei der hierfür empfohlenen Bauch- bzw. Zwerchfellatmung frei dehnen kann. Manchmal kann aber auch in Rückenlage wie beim FangSongGong (siehe Seite 49) oder im Sitzen wie beim ZuoGong (siehe Seite 68) geübt werden. Es empfiehlt sich, Übungen in Seitenlage möglichst auf der rechten Seite liegend durchzuführen, weil dies verhindert, dass die Leber auf den Magen drückt. So kann die angewandte Intervall-Atemtechnik ungehindert ausgeführt werden.

Sollte es für Sie allerdings aus irgendwelchen Gründen unangenehm oder unmöglich sein auf der rechten Seite zu liegen oder sollten Sie Schmerzen in der rechten Rippenpartie haben, können Sie selbstverständlich auch auf der linken Seite oder auf dem Rücken liegen. Wichtig ist, dass die von Ihnen eingenommene Lage – eventuell nach einer kurzen Gewöhnungsphase – bequem ist.

Legen Sie Ihren Kopf auf ein Kissen, das so hoch ist, dass Ihr Kopf in der verlängerten Achse der Wirbelsäule (horizontal) zu liegen kommt und der Nacken nicht abknickt. Sie können den Kopf auch geringfügig nach vorne neigen. Im Hals sollten aber auf keinen Fall durch zu starke Beugung des Kopfes Spannung oder Druck entstehen. Vermeiden Sie einen Rundrücken oder eine Überstreckung Ihres Rumpfes (Hohlkreuzhaltung). Die Wirbelsäule sollte trotz der Seitenlage möglichst gerade sein. Gegebenenfalls legen Sie ein Kissen oder eine zusammengerollte Decke unter den seitlich gelagerten Rumpf, um Höhenunterschiede auszugleichen.

Wenn Sie auf der rechten Körperseite liegen, legen Sie Ihren rechten Arm angebeugt oder locker gestreckt vor dem Kopf und dem Kissen auf den Boden bzw. die Unterlage. Plazieren Sie Ihren linken Arm stabil auf der Hüftgegend, so dass der Arm auch in der Entspannung nicht herunterrutscht. Die Beine beugen Sie ein wenig im Winkel von etwa 30 bis 60 Grad, wobei sie entweder übereinander oder aber das obere Bein vor das untere gelegt werden können. Gegebenenfalls können Sie auch ein flaches Kissen zwischen die Beine legen, so dass der Druck des oberen Beines auf das untere verringert wird.

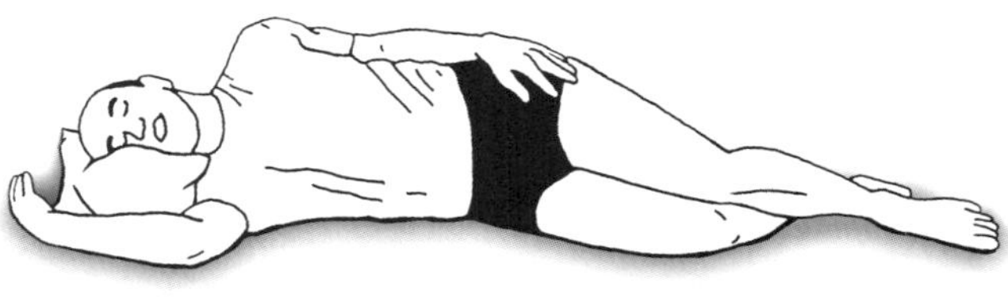

Abb. 4

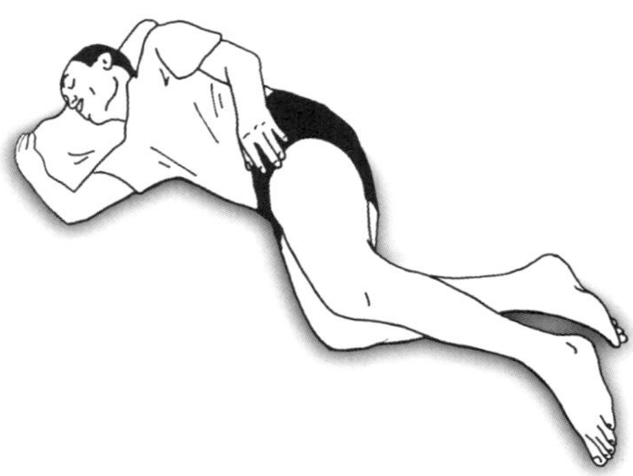

Abb. 5

Oberstes Gebot ist auch hier, dass die Lagerung der verschiedenen Körperteile (Kopf, Rumpf, Beine und Arme) stabil, bequem und natürlich ist. Daher können Sie auch eine Lage abweichend von der obigen Beschreibung einnehmen, soweit dieses Gebot eingehalten wird.

Übungsablauf

Wenn Sie ganz ruhig und innerlich bereit sind, führen Sie diese Übung unter Anwendung der Intervallatmung durch. Während der Atempause zwischen Aus- und Einatmen legen Sie die Zungenspitze locker hinter den Schneidezähnen an den Gaumen. Wenn Sie wollen, können Sie sich jetzt innerlich Affirmationen vorsprechen, welche für Ihre Gesundheit oder für Sie persönlich positiv sind, beispielsweise „Ich bin ruhig und entspannt“, „Ruhe und Entspannung sind gut für mich“, „Ich bin fit und gesund“

etc. Danach bringen Sie die Zunge in ihre normale Lage zurück und setzen Ihre Ein- und Ausatmung in Ruhe fort.

Atemtechnik

Atmen Sie ruhig durch die Nase ein und aus und führen Sie die sogenannte Bauch- oder Zwerchfellatmung durch. Das Zwerchfell senkt sich beim Einatmen in den Bauchraum und steigt beim Ausatmen zum Brustkorb hinauf.

Nach ein paar Atemzügen machen Sie nach dem Ausatmen eine kurze Pause von zwei bis sechs Sekunden. Achten Sie darauf, die Atempause nur nach der Ausatmung und nicht nach der Einatmung zu machen. Halten Sie die Luft nicht an, denn das kann unangenehme Zwischenfälle wie Herzklopfen, Würgegefühl usw. provozieren.

Wie häufig und wie lange Sie die Atempause machen können, hängt nicht nur von Ihrer körperlichen Verfassung, sondern auch davon ab, inwieweit Sie daran gewöhnt sind. Am Anfang sollten Sie die Atempause weniger häufig, jeweils nach sechs bis acht, eventuell auch nach zehn oder mehr Atemzügen und weniger lang machen, nur etwa zwei bis drei Sekunden. Mit der Zeit, das heißt nach regelmäßigem, wiederholtem Üben, können Sie die Frequenz der Atempause vorsichtig und schrittweise auf einen Rhythmus von drei bis vier Atemzügen erhöhen und die Dauer auf vier bis sechs Sekunden verlängern.

Übungsfrequenz und Übungsdauer

Um eine deutliche Wirkung zu erhalten, sollten Sie diese Übung täglich ein- bis zweimal für jeweils zehn bis zwanzig Minuten machen. Sie zeigt die oben beschriebenen erwünschten Wirkungen relativ bald. Eine stabile Besserung des Zustands wird manchmal erst nach einigen Wochen möglich. Um eine dauerhafte Wirkung zu erzielen, muss die Übung regelmäßig praktiziert werden.

Anmerkung

Menschen mit Bluthochdruck, Herz- und Kreislaufbeschwerden sollten Frequenz und Dauer der Atemintervalle entsprechend reduzieren. Sie sollten darauf achten, dass Atem- und Herzschlagfrequenz während und nach dieser Übung nicht wesentlich höher werden.

DanTian WoGong – Dantian-Übung im Liegen

Die Dantian-Übung wird ursprünglich im Sitzen ausgeführt und stammt von der Familie Ma in Nordchina, in der seit Generationen Wushu (Kampfkunst) und Qigong gepflegt werden. Die hier vorgestellte Übung wurde vom Autor modifiziert und wird im Liegen ausgeführt. Dadurch und durch die Methode der daoistischen Schule, bei der mit der Vorstellung aus dem Dantian ein und ausgeatmet wird, um das Qi zu vermehren, und die Achtsamkeit Yi im Dantian bewahrt wird, um das Qi zu kultivieren, ist die Übung leichter zu erlernen und zu üben und ihre Wirkungen werden deutlicher und bekommen ein breiteres Spektrum.

Funktion

Mit dem DanTian WoGong können Sie das Qi im Dantian aktivieren und verstärken und ein Qi-Gefühl für das Dantian entwickeln, also das Dantian spürbar machen. Aus diesem Grunde gilt es als Basisübung für weiterführende Qigong-Übungen, die das Qi im Körper bewegen bzw. es in bestimmte Bahnen oder Körperteile lenken, zum Beispiel Xiao- und DaZhouTian (Kleiner und Großer Qi-Kreislauf).

Neben der Aktivierung und Stabilisierung des Qi im Dantian bewirkt diese Übung eine Qi-Regulierung und -Erholung im ganzen Organismus. Ferner erzeugt sie durch den starken geistigen Bezug zum Dantian und die Massage im unteren Bauch eine Entkrampfung und Entspannung und verbessert die Blutzirkulation sowie die Funktion der Nerven in diesem Bereich, das heißt, sie übt eine gute Wirkung auf Störungen im kleinen Becken wie Menstruations-, Blasen- und Enddarmbeschwerden sowie Potenzstörungen aus.

Vorbereitung

Legen Sie sich in Rückenlage auf den Boden, eventuell mit einer Decke oder Matte als Unterlage, und achten Sie darauf, dass der ganze Körper möglichst flach auf dem Boden aufliegt. Kopf und Wirbelsäule sollten sich, wie immer beim liegenden Qigong, in einer Geraden befinden (siehe auch Einführung zu den Übungen im Liegen, Seite 45). Beugen Sie die Beine und stellen Sie die Füße schulterbreit voneinander entfernt in Körpernähe auf den Boden. Dabei bilden Ober- und Unterschenkel einen Winkel von circa 90 Grad und die Fußsohlen bleiben ganz auf dem Boden, so dass die Füße einen sicheren Stand haben.

Legen Sie Arme und Hände bequem neben den Körper und entspannen Sie die Schultern. Ihr Kopf liegt bequem auf dem Boden oder auf einem flachen Kissen mit Blickrichtung zur Decke.

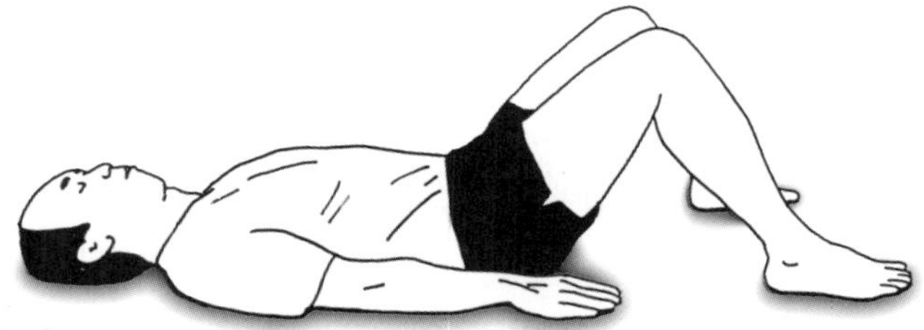

Abb. 6

Entspannen Sie den ganzen Körper und schließen Sie die Augen. Legen Sie Ihre Zunge an den Gaumen direkt hinter den Zähnen und atmen Sie ruhig durch die Nase ein und aus. Lassen Sie Ihren Körper mit jedem Ausatmen noch ein bisschen mehr los. Wiederholen Sie diesen Vorgang gegebenenfalls vier- bis sechsmal, bis Sie das Gefühl haben ganz entspannt zu sein.

Übungsablauf

Erste Phase: Dantian-Massage

Legen Sie beide Hände übereinander auf den Unterbauch und führen Sie Ihre Aufmerksamkeit zum Dantian im Bauch. Massieren Sie ohne Anstrengung und mit ganz entspannten Armen und Schultern mit der ganzen Handfläche den Bauch unterhalb des Nabels mit ruhigen kreisenden Bewegungen nach links und rechts, und zwar in jede Richtung etwa 18- bis 36-mal. Der Kreis sollte nicht zu groß sein, die Hände bleiben bei der Massage stets unterhalb des Nabels. Atmen Sie währenddessen ruhig weiter ein und aus. Massieren Sie sich auf diese Weise drei bis vier Minuten. Auf dieser Weise aktivieren Sie das Qi im Dantian.

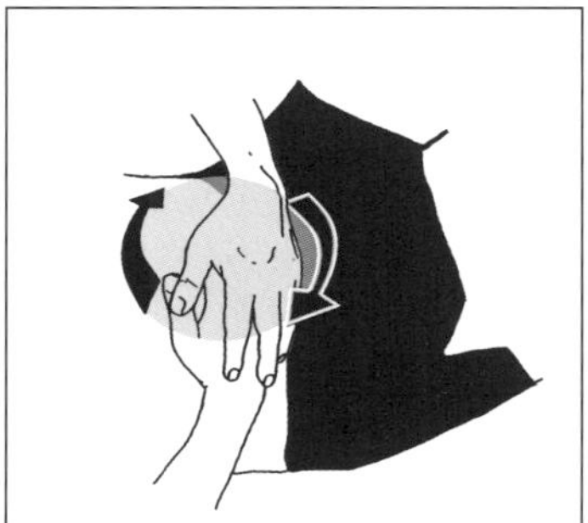

Abb. 7

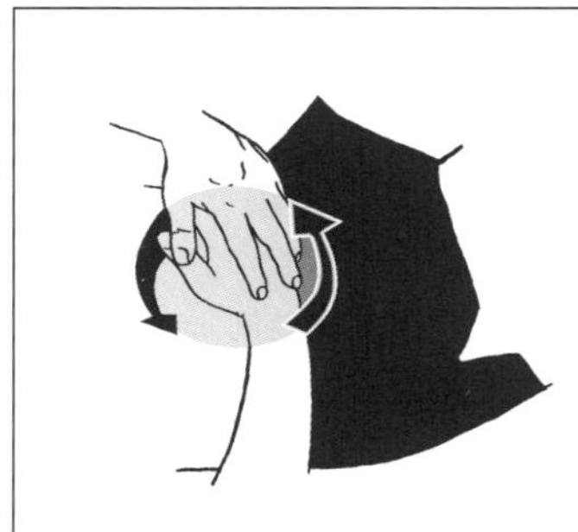

Abb. 7a

Am Anfang dieser Übung könnte das Gefühl für das Dantian noch undeutlich sein. In diesem Fall empfiehlt es sich, das Gefühl für das eigene Dantian zu verstärken. Diese zusätzliche Qi-Aktivierung sollten Sie nach der oben beschriebenen Massagephase einsetzen. Legen Sie beide Hände etwa drei Finger breit unterhalb des Nabels auf den Bauch, dabei kreuzen sich die Finger im Bereich der vorderen Glieder.

Nun drücken Sie die Finger während der Ausatmung tief in den Bauch, bis Sie im Bauch deutlichen Druck, aber keinen Schmerz spüren. Sobald Sie mit der Einatmung beginnen, lösen Sie den Druck der Finger langsam wieder. So wiederholen Sie den Vorgang insgesamt zwölf bis achtzehnmal, gegebenenfalls auch häufiger. Sorgen Sie aber dafür, dass Harnblase und Darm vor der Übung entleert werden.

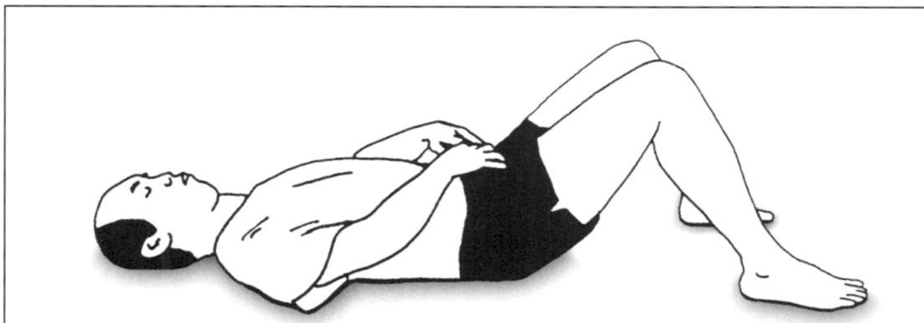

Abb. 8

Zweite Phase: Qi-Führung zum Dantian

Nach der Massage lassen Sie beide Hände übereinander auf dem Dantian liegen, so dass sie durch ihr Eigengewicht weiterhin sanft auf das Dantian einwirken können. Verfolgen Sie jeden Atemzug sowohl bei der Ein- als auch bei der Ausatmung und stellen Sie sich vor, wie die Atemluft durch die Zwerchfellbewegungen in die Tiefe des Bauches zum Dantian fließt und wieder aus dem Dantian herausströmt. Damit wird Ihr Dantian mit frischem Qi aufgefüllt, ähnlich wie es in der Lunge bei der Atmung durch den Gasaustausch geschieht. Auf diese Weise sollten Sie das Qi drei bis fünf Minuten lang imaginär zu Ihrem Dantian führen.

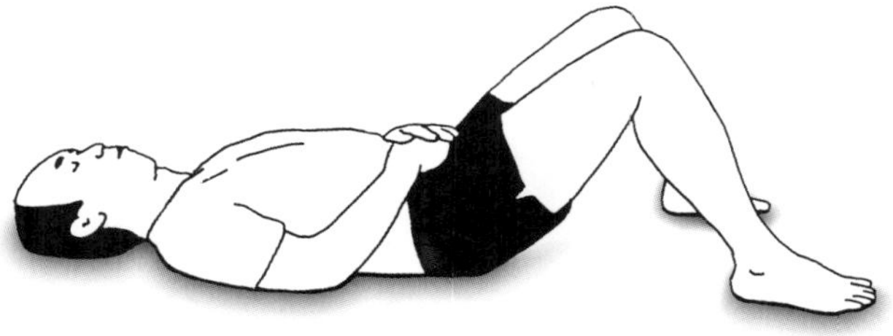

Abb. 9

Dritte Phase: Qi-Sammeln im Dantian

Lassen Sie die Hände weiterhin auf dem Bauch liegen. Strecken Sie die Beine aus und legen Sie sie entspannt auf dem Boden ab. Bleiben Sie noch etwa drei bis fünf Minuten so liegen, während Sie Ihre Aufmerksamkeit nun im Dantian bewahren.

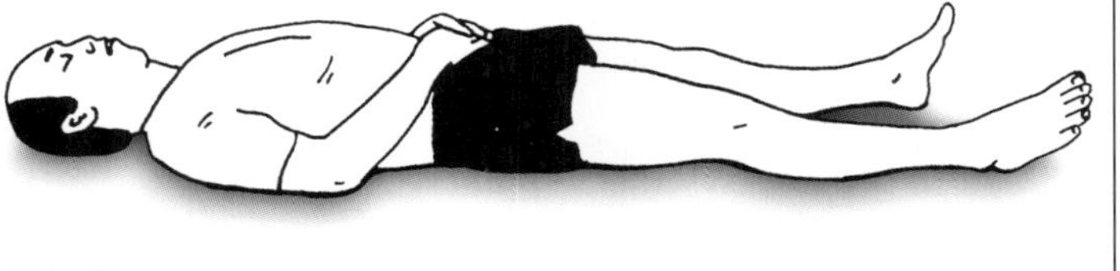

Abb. 10

Abschluss

Führen Sie Ihre Aufmerksamkeit zum Kopf zurück, um wach zu werden. Danach öffnen Sie die Augen und beenden damit die Übung in Ruhe. Bei Bedarf massieren Sie Gesicht, Kopf, Nacken und Schultern. Gegebenenfalls strecken Sie den ganzen Körper. (siehe Seite 12)

Übungsfrequenz und -dauer

Die Dauer der jeweiligen Übungsphasen wurde bei der Beschreibung des Ablaufs angegeben. Sinnvoll ist eine Gesamtdauer der Übung von mindestens neun Minuten. Länger als dreißig Minuten würde die Übung jedoch kaum nennenswerte Vorteile bringen. Das DanTian WoGong sollte möglichst regelmäßig – vier- bis sechsmal in der Woche – praktiziert werden.

Anmerkung

Wenn Ihnen das Liegen mit ausgestreckten Beinen unbequem ist (z. B. wegen Kreuzschmerzen), können Sie die Beine in der letzten Phase (Qi-Führung zum Dantian) entweder aufgestellt lassen oder Sie legen sich vorher schon eine Nackenrolle oder eine zusammengerollte Decke als Unterlage bereit, die Sie sich dann zur Entlastung Ihres Rückens unter die Knie legen können.

Wenn die gesamte Übungsdauer für Sie zu lang ist, können Sie die jeweiligen Phasen dieser Übung selbstverständlich zunächst separat üben und allmählich den gesamten Ablauf aufbauen. Dies kann auch sinnvoll sein, um in Ruhe ein Gefühl für das Dantian zu entwickeln.

ZhanZhuang WoGong – „Stehende Säule“ im Liegen

ZhanZhuang bedeutet wörtlich „Stehende Säule“ oder „Stehender Pfahl“. (siehe auch ZhanZhuang, Seite 124) Diese Variation von ZhanZhuang im Liegen wurde in den fünfziger Jahren speziell für rekonvaleszente und körperlich geschwächte Patienten entwickelt, da diese durch ihre schweren, oft langjährigen Erkrankungen körperlich kaum in der Lage sind, die Belastungen der Übung im Stehen zu verkraften. Durch die Modifizierung können auch diese Menschen in den Genuss der positiven Wirkungen der Übung kommen.

Funktion:

ZhanZhuang WoGong ist durch seine beruhigende und erholsame sowie Qi regulierende und Qi mobilisierende Wirkung besonders geeignet für Menschen mit einer schwachen Konstitution und zur Behandlung von psychosomatischen und funktionellen Beschwerden. Gerade Menschen, die sich nach einer schweren oder langwierigen Erkrankung in Rekonvaleszenz befinden, profitieren sehr von dieser Übung.

Die besondere Übungsweise, nämlich relativ geringe körperliche Arbeit durch Beibehalten einer Körperhaltung bei maximal möglicher Entspannung und innerer Ruhe, schult die geistige Konzentration und in geringerem Umfang auch Ausdauer und Geduld. Auf diese Art können Sie die scheinbar paradoxen Gegensätze – Aktivität und Passivität – harmonisch unter einen Hut bringen. Diese Fähigkeit ist bei vielen Qigong-Übungen in Ruhe eine der Grundvoraussetzungen für die erwünschten Wirkungen.

Vorbereitung:

Legen Sie sich mit dem Rücken auf den Boden und achten dabei darauf, dass Kopf und Wirbelsäule eine Linie bilden. (siehe auch Einführung zu den Übungen im Liegen, Seite 45) Lassen Sie Arme und Hände entspannt auf dem Boden neben dem Körper liegen. Stellen Sie die

Beine auf und setzen die Füße schulterbreit nebeneinander ab. Sorgen Sie dafür, dass die gesamte Fläche der Fußsohlen den Boden berührt, Ober- und Unterschenkel einen Winkel von etwa 90 Grad bilden und die Knie senkrecht nach oben zeigen. Versuchen Sie sich zu entspannen und loszulassen, so dass der gesamte Rumpf möglichst flach auf dem Boden aufliegt. Atmen Sie ruhig durch die Nase ein und aus, bis Sie die Übung beendet haben. Bei dieser Übung ist es unwichtig, ob Sie die natürliche Brustatmung oder die Zwerchfellatmung einsetzen.

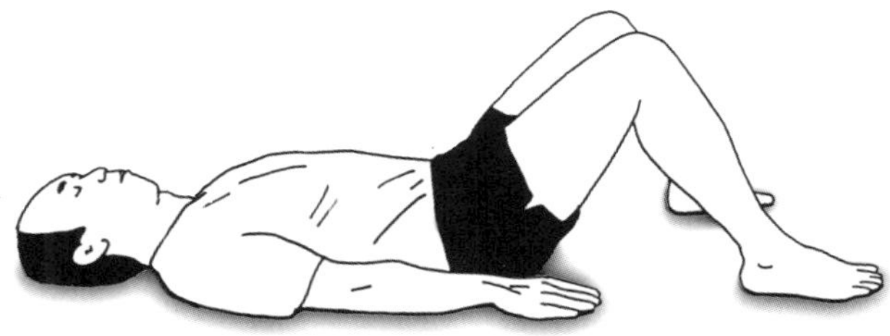

Abb. 11

Übungsablauf

Erste Phase

Heben Sie die Arme auf Brusthöhe, maximal auf Höhe der Schultern bzw. der Schlüsselbeine. Beugen Sie die Arme dabei, als wollten Sie einen großen Baumstamm umarmen. Die Handgelenke bleiben dabei relativ entspannt, ohne jedoch schlaff nach unten zu hängen. Die Handflächen zeigen zum Körper. Sie können die Finger auch locker strecken, als hielten Sie einen Ball in den Händen. Die Hände schweben also auf Höhe des oberen Brustkorbs über dem Körper. Nun entspannen Sie Hände, Arme und Schultern noch einmal, ohne dabei die Haltung zu verändern. Schließen Sie die Augen. Richten Sie Ihre ganze Aufmerksamkeit auf Hände und Arme beziehungsweise den Zwischenraum zwischen Armen, Händen und Brustkorb.

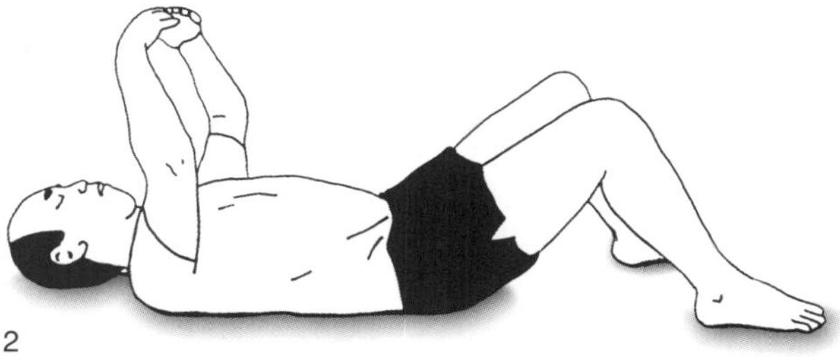

Abb. 12

Zweite Phase

Führen Sie die Arme jetzt langsam nach unten, bis Oberarme und Ellbogen neben dem Körper auf dem Boden liegen. Lassen Sie Ihre Hände bequem über dem Brustkorb, entweder unterhalb der Schlüsselbeine oder über den Rippenbögen, schweben und richten Sie die Handflächen zum Brustkorb. Hände und Handgelenke sind entspannt, ohne jedoch schlaff herunterzuhängen. Sie bilden mit den Armen eine leicht gerundete Linie. Der Abstand zwischen Händen und Brustkorb beträgt etwa fünf bis zehn Zentimeter. Sie richten Ihre gesamte Aufmerksamkeit auf die Hände bzw. auf den Brustkorb und den Zwischenraum zwischen beiden.

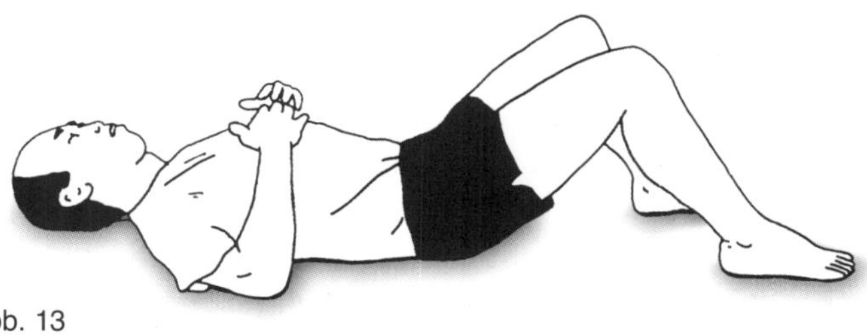

Abb. 13

Dritte Phase

Lassen Sie Ihre Hände jetzt auf den Brustkorb sinken, je nachdem, wo Sie Ihre Hände in der zweiten Phase plaziert haben, entweder unterhalb der Schlüsselbeine oder auf den Rippenbögen. Lagern Sie Ihre Arme und Ellenbogen gegebenenfalls ein wenig um, so dass Sie Ihre

Hände ganz bequem auf den Körper legen können. Lassen Sie das Eigengewicht Ihrer Hände sanft auf den Körper einwirken und gehen Sie mit Ihrer Aufmerksamkeit genau an die Stelle, auf der die Hände liegen. Versuchen Sie dann, den Weg des Atems beim Aus- und Einatmen zu verfolgen. Nehmen Sie genau wahr, wie die Atemluft in Ihren Körper hineinströmt und wieder herausfließt. Spüren Sie auch den Unterschied der inneren Spannung im Brustkorb beim Ein- und Ausatmen.

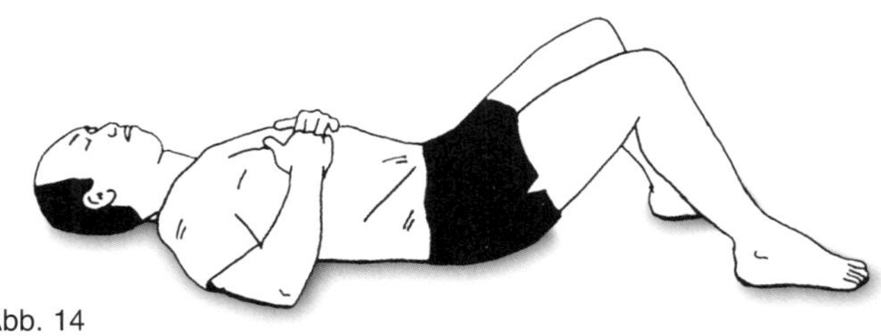

Abb. 14

Vierte Phase

Lassen Sie Ihre Hände nach unten zum Bauch gleiten. Heben Sie dabei die Arme vom Boden und nehmen die Hände vom Körper weg, so dass die Hände knapp unterhalb des Bauchnabels über dem Körper schweben. Der Abstand zwischen Händen und Bauch beträgt fünf bis zehn Zentimeter. Achten Sie darauf, dass Ihre Schultern entspannt bleiben. Während Sie die Hände über den Bauch führen, strecken Sie gleichzeitig die Beine, bis sie auf dem Boden liegen. Entspannen Sie Beine und Füße. Ihre Aufmerksamkeit richten Sie auf Ihre Hände und auf den Bauch, über dem die Hände jetzt schweben.

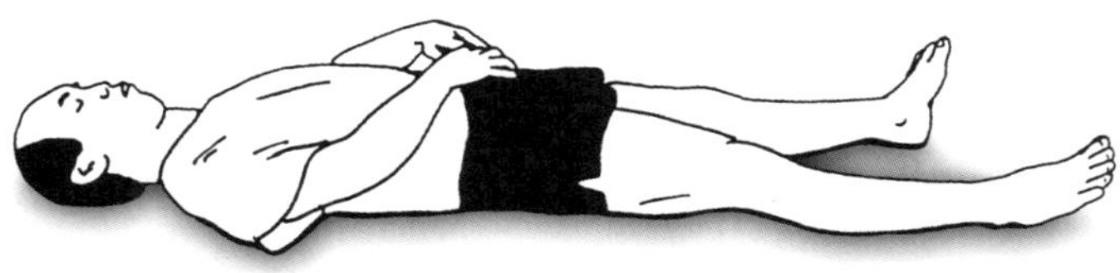

Abb. 15

Fünfte Phase

Legen Sie Ihre Hände unterhalb des Nabels auf dem Bauch ab und lassen Sie Arme und Schultern entspannt hängen, so dass die Hände durch ihr Eigengewicht sanft auf den Bauch einwirken. Spüren Sie ihre Hände. Führen Sie Ihre Aufmerksamkeit jetzt zum Dantian und versuchen Sie wie in der dritten Phase die Atmung bewusst mit Ihrer Wahrnehmung zu begleiten.

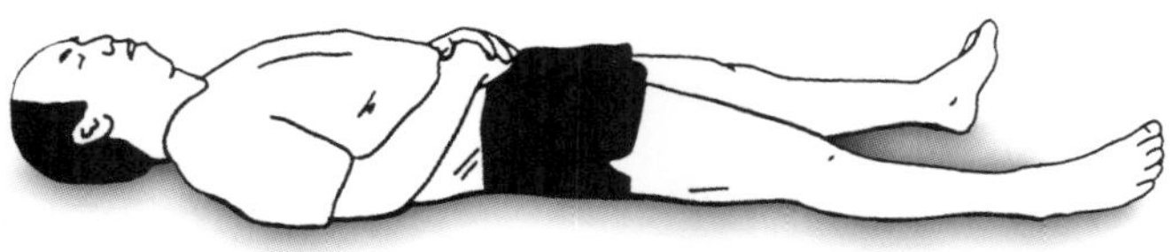

Abb. 16

Sechste Phase

Lassen Sie die Hände jetzt vom Bauch herunter neben den Körper auf den Boden gleiten, und zwar so, dass sie ganz bequem und entspannt liegen. Die Handflächen zeigen dabei zum Boden. Bleiben Sie mit Ihrer Aufmerksamkeit im Dantian und atmen Sie ruhig weiter durch die Nase ein und aus. Nach einer Weile heben Sie die Hände leicht vom Boden (fünf bis zehn Zentimeter), wobei Ellenbogen und Oberarm weiterhin auf dem Boden liegen und die Hände in der Verlängerung des Unterarms bleiben. Die Handflächen zeigen weiterhin zum Boden. Halten Sie Ihre Hände für etwa drei Atemzüge in dieser Position und

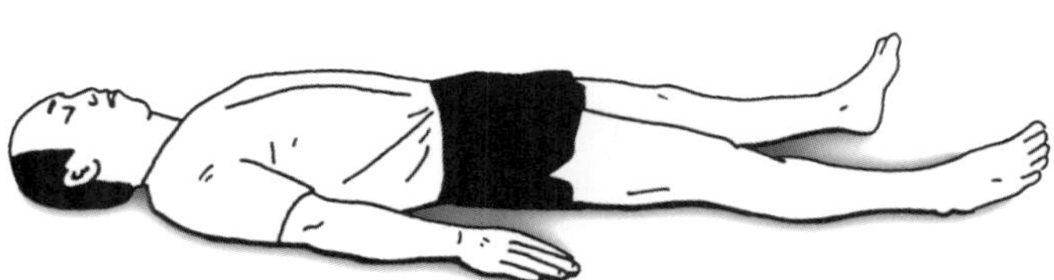

Abb. 17

legen Sie sie danach wieder auf den Boden. Nach einer kurzen Pause von etwa drei Atemzügen wiederholen Sie diesen Vorgang, bis Sie die Hände insgesamt dreimal hintereinander vom Boden gehoben haben. Während Sie dies tun, spüren Sie in Ihre Hände und Finger hinein.

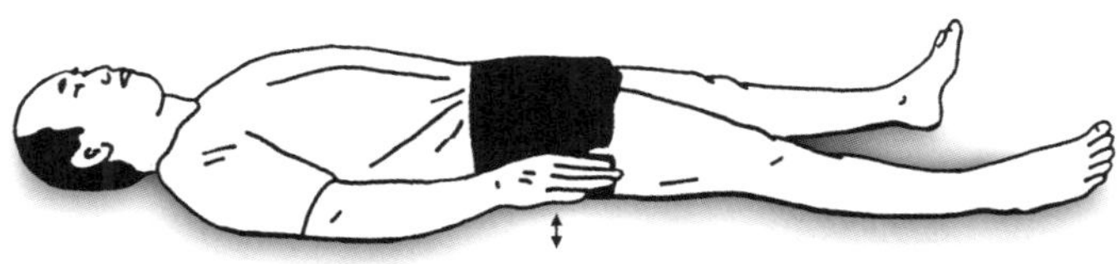

Abb. 18

Abschluss

Lassen Sie die Übung langsam ausklingen, indem Sie sich so hinlegen, wie es Ihnen bequem ist. Dabei ist es gleichgültig, ob Sie weiterhin auf dem Rücken liegen bleiben oder eine andere Lagerung einnehmen. Schließen Sie die Übung nach einer Pause von etwa zwei bis drei Minuten wie üblich ab. (siehe auch Einführung zu den Übungen im Liegen, Seite 47)

Übungsfrequenz und -dauer

Bleiben Sie jeweils etwa drei bis fünf Minuten in den Übungsphasen eins bis fünf. Die gesamte Übungsdauer beträgt gewöhnlich ungefähr zwanzig bis dreißig Minuten. Am Anfang sollten Sie zweimal am Tag üben. Später, wenn Ihr Gesundheitszustand sich stabilisiert hat, können Sie auf einmal täglich reduzieren.

Anmerkungen

In der ersten Phase können die Hände auch mit den Handflächen nach oben zeigen, als würden Sie mit beiden Händen einen Gegenstand tragen. Dabei führen Sie die

Arme und Ellenbogen ein wenig tiefer in Richtung Füsse, als Schulterhöhe, damit die Haltung nicht zu anstrengend für die Schultern wird.

In der vierten Phase können Sie, vor allem am Anfang, die Dauer ein wenig verkürzen, vielleicht auf anderthalb bis zwei Minuten, um die Schultern nicht zu verspannen. Erst wenn Sie sich an die Position gewöhnt haben, verlängern Sie die Übungsdauer schrittweise. Wenn es Ihnen schwerfällt, dabei die Schultern zu entspannen, können Sie die Ellenbogen auf dem Boden abstützen.

In der sechsten Phase können Sie die Arme und Ellenbogen leicht vom Boden heben, während Sie die Hände nach oben nehmen. Diese Variation bringt mehr Stabilität in Arme und Schultern.

Wenn Sie die Übung aus Zeitgründen verkürzen wollen, können Sie eine Variation auswählen, in der nur die erste, zweite, vierte und sechste Phase ausgeführt werden. Es empfiehlt sich jedoch, hin und wieder die vollständige Übung zu praktizieren.

Übungen im Sitzen – ZuoGong

Einführung

Die Übungen im Sitzen stammen meist aus daoistischen, konfuzianischen oder buddhistischen Schulen. Ursprünglich wurden diese Übungen, wie auch die im Westen bekannteste Sitzmeditation, das Zazen (Zen-Meditation), vorwiegend mit dem Ziel der Kontemplation, der Versenkung praktiziert. Im Vergleich mit anderen Qigong-Übungen haben sie die stärkste meditative Wirkung.

Funktion

Qigong-Übungen im Sitzen wirken im allgemeinen beruhigend auf die Psyche sowie regulierend und stärkend auf das vegetative Nervensystem. Man erreicht einen vertieften Ruhezustand und eine tiefe, ruhige Atmung. Deswegen eignen sie sich besonders gut zur Behandlung vieler psychosomatischer und funktioneller Störungen wie Kopfschmerzen, Schlafstörungen, Asthma bronchiale, funktionelle Herzbeschwerden, Magen- und Zwölffingerdarmgeschwüre, Verdauungs- und Menstruationsstörungen etc.

Zusätzlich wirken sie auch korrektiv bei Wirbelsäulenverkrümmungen wie Skoliose, Kyphose (Rundrücken) und Lordose (Hohlkreuz) sowie durch die typische Aufrichtung der Wirbelsäule und die gerade Haltung des Rumpfes stabilisierend auf die Rückenmuskulatur. Nicht nur die großen Muskelstränge, sondern auch die feineren Muskeln zwischen den Wirbeln arbeiten sehr intensiv, um diese statische Körperhaltung über eine längere Zeit zu bewahren. Gleichzeitig reguliert sich der Tonus der gesamten Rückenmuskulatur, weil es bei der Sitzmeditation darum geht, aufrecht zu bleiben und sich zugleich loszulassen. So lernen die Muskeln mit der Zeit, die aufrechte Sitzhaltung mit minimalem Aufwand zu halten.

Außerdem können die Übungen zur Schulung des Geistes und zur Bildung der Persönlichkeit eingesetzt werden. Bei konsequenter Übungsweise helfen sie, eine geistig-seelische Mitte zu finden und das psychische Gleichgewicht zu stabilisieren. Die Übungen selbst sind oft ein Prüfstein für die eigene Geduld, Gelassenheit, Belastbarkeit und Ausdauer. Die tiefe Versenkung, die mit den stillen Qigong-Übungen im Sitzen erreicht werden kann, wird als Zustand der geistigen Harmonie angesehen und ermöglicht es, die Reserven geistiger Energie je nach Bedarf zu mobilisieren.

Sitzhaltungen

Für die erwünschte Wirkung und den Erfolg der sitzenden Qigong-Übungen ist nicht entscheidend, welche Sitzhaltung Sie einnehmen. Wichtig ist, dass der Körper dabei auf natürliche Weise entspannt aufgerichtet wird und dass die Sitzhaltung bequem ist, damit Sie Körper und Geist gut zentrieren können. Sorgen Sie dafür, dass Ihr Körpergewicht gleichmäßig auf beiden Sitzbeinhöckern verteilt ist und dass Sie Ihren Körper weder nach vorne noch nach hinten, weder nach links noch nach rechts schief ausrichten. Achten Sie gegebenenfalls darauf, dass Sie nicht zu viel Gewicht auf Ihre vor dem Körper gelagerten Beine oder Füße bringen.

Wenn Sie auf dem Boden sitzen wollen, können Sie unabhängig von der jeweiligen Sitzhaltung ein Sitzkissen, ein Sitzhöckerchen oder einen Schemel benutzen. Passen Sie die Sitzhöhe Ihren momentanen körperlichen Fähigkeiten an. Bevor Sie sich für eine Sitzhaltung entscheiden, sollten Sie ruhig die verschiedenen Sitzhaltungen, die hier vorgestellt sind, ausprobieren. Nehmen Sie sich Zeit, um die richtige Sitzhaltung herauszufinden, und gewöhnen Sie sich zuerst langsam an die Haltung, bevor Sie mit der Übung beginnen.

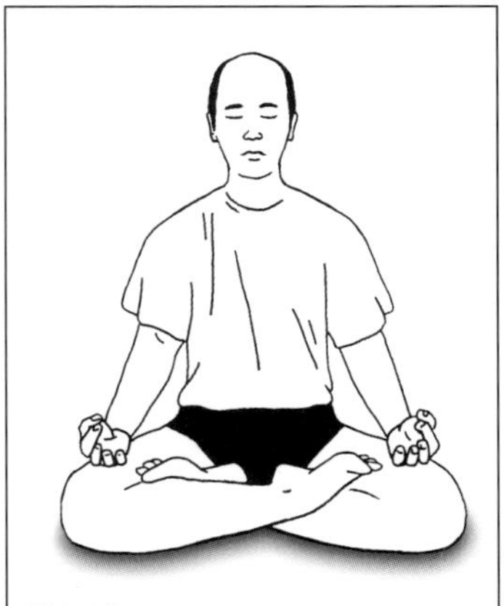

Abb.19

Lotussitz

Lotussitz

Setzen Sie sich mit gekreuzten Beinen auf den Boden. Fassen Sie den rechten Fuß mit beiden Händen und legen Sie ihn möglichst hoch in die Leistenbeuge des linken Schenkels. Das rechte Knie soll dabei nicht vom Boden abgehoben werden. Nur wenn Ihnen das ohne Gewaltanstrengung gelingt, ist es sinnvoll den ganzen Lotussitz einzunehmen. Erzwingen Sie nichts! Üben Sie diese Haltung vorsichtig und schrittweise, bis Muskulatur

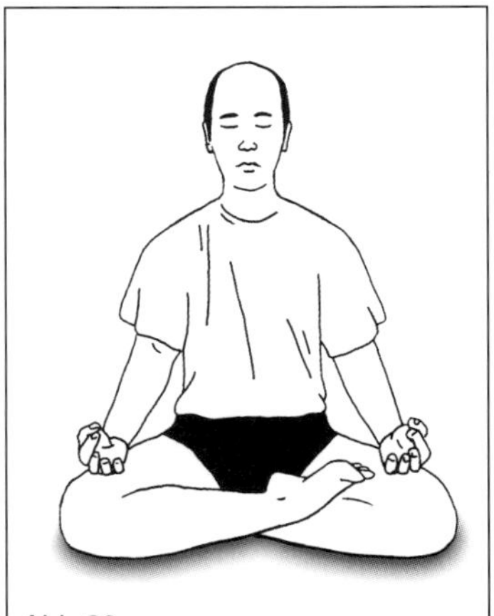

Abb.20

Halber Lotussitz

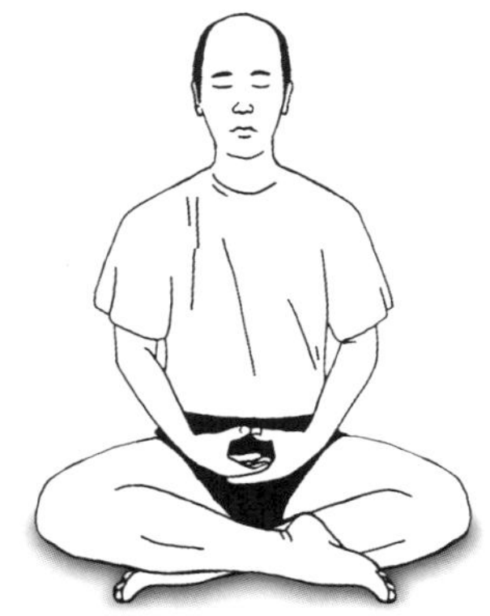

Abb. 21

Schneidersitz

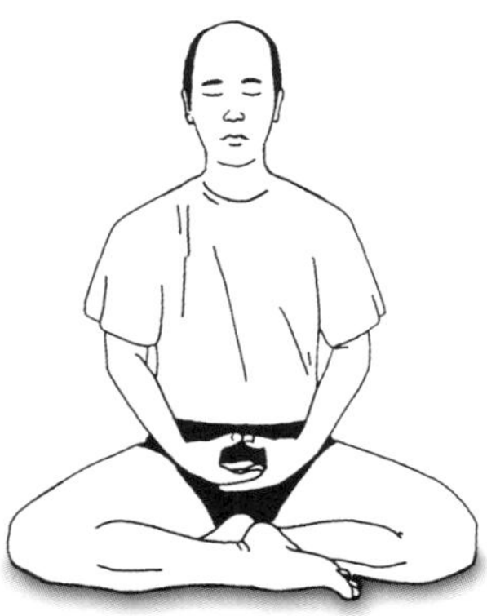

Abb. 22

Diamantsitz

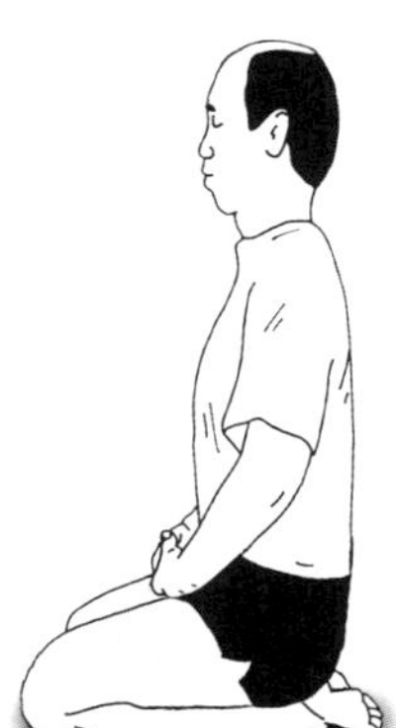

Abb. 23

Fersensitz 1

und Bänder sich genügend gedehnt haben. Wenn es geht, winkeln Sie jetzt das linke Bein an, fassen den linken Fuß mit beiden Händen, legen ihn auf den rechten Oberschenkel und schieben den Fuß nach oben, bis er sich in die rechte Leistenbeuge einbettet. Das Becken ist entspannt und leicht nach hinten gekippt, die Wirbelsäule und der Kopf sind ganz natürlich aufgerichtet. (Abb. 19)

Halber Lotussitz

Setzen Sie sich ebenfalls mit angewinkelten Beinen auf den Boden, legen jetzt aber nur einen Fuß auf den Oberschenkel des jeweils anderen Beines. Der andere Fuß bleibt unter dem Oberschenkel des anderen Beines liegen. Auch hier ist das Becken entspannt und leicht nach hinten gekippt, Rücken und Kopf sind auf natürliche Weise aufgerichtet. (Abb. 20)

Schneidersitz

Setzen Sie sich mit überkreuzten Beinen auf den Boden. Die Füße kommen unter den Oberschenkeln des jeweils anderen Beines zu liegen. Die Haltung von Becken, Rücken und Kopf ist ähnlich wie beim Lotussitz. (Abb. 21)

Diamantsitz

Winkeln Sie die Beine an, ohne sie zu überkreuzen. Fuß und Unterschenkel des einen Beines liegen somit vor dem anderen Fuß und Unterschenkel. Lassen Sie die Knie soweit wie möglich nach außen zum Boden fallen. Die Haltung von Becken, Rücken und Kopf ist ähnlich wie beim Lotussitz. (Abb. 22)

Fersensitz

Knien Sie auf dem Boden und bringen Sie Ihr Gesäß auf die Fersen bzw. Unterschenkel. Kippen Sie das Becken leicht nach hinten und richten Sie Rücken und Kopf ganz natürlich auf. Sie können sich diese Haltung etwas erleichtern, indem Sie einen Holzhocker mit nach vorne geneigter Sitzfläche benutzen. Vor allem wenn Sie Schwierigkeiten damit haben, dass Ihre Beine beim klassischen Fersensitz schnell einschlafen, bringt ein Sitzhocker Erleichterung. Solche Meditationshocker sind im Handel erhältlich und auch als Zen-Sitzhocker bekannt, da sie häufig bei der Zen-Meditation benutzt werden. (Abb. 23 / 24)

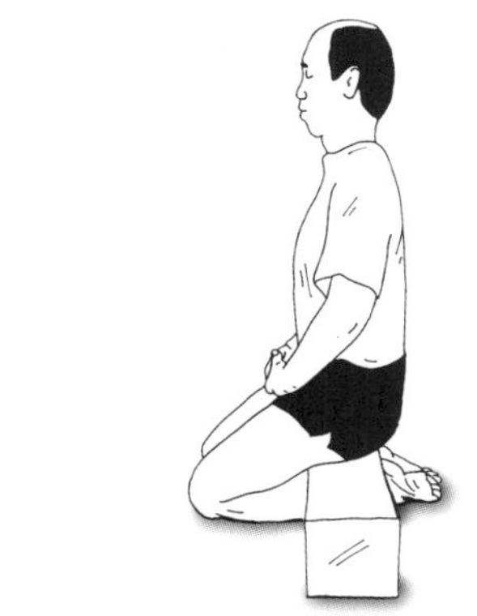

Abb. 24

Fersensitz 2

Sitzen auf einem Stuhl

Hierbei sollte die Sitzhöhe etwa der Länge der Unterschenkel von der Ferse bis zum Kniegelenk entsprechen, was bedeutet, dass die Oberschenkel sich im Sitzen waagerecht zum Boden befinden. Sitzen Sie nur mit Ihrem Gesäß auf der Sitzfläche und stellen Sie die Unterschenkel senkrecht zum Boden auf. Die Füße bleiben mit der gesamten Fußsohle auf dem Boden und haben einen etwa schulterbreiten Abstand voneinander. Das Becken ist leicht nach hinten gekippt, Rücken und Kopf sind entspannt aufgerichtet, so dass der Rumpf senkrecht zu den Oberschenken und zum Boden ist. (Abb. 25)

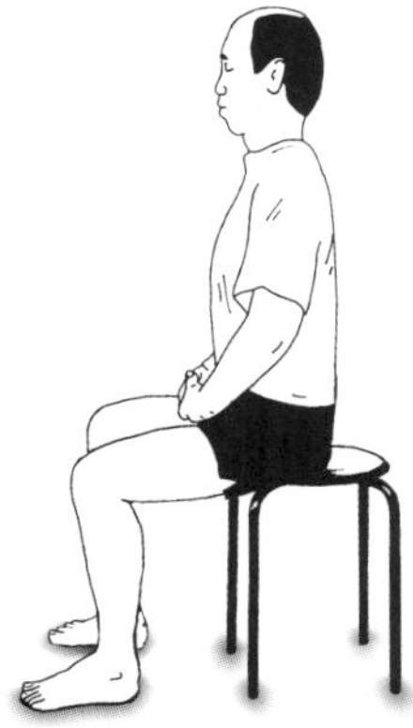

Abb. 25

Fersensitz 2

Sitzen auf einem Gymnastikball oder auf einer Stehhilfe

Setzen Sie sich auf einen Gymnastikball oder eine Stehhilfe, die die richtige Höhe haben sollten, so dass der Winkel zwischen Ober- und Unterschenkel auf der Rückseite des Beines 120 bis 135 Grad umfasst. Stellen Sie Ihre Unterschenkel senkrecht, dabei berühren die gesamten Fußsohlen den Boden. Der Abstand zwischen den Innenseiten der Füße sollte der Breite zwischen Ihren Schultergelenken entsprechen. Kippen Sie Ihr Becken leicht nach hinten, richten Sie Rücken und Kopf auf und sorgen Sie dafür, dass Sie stabil sitzen. (Abb. 26)

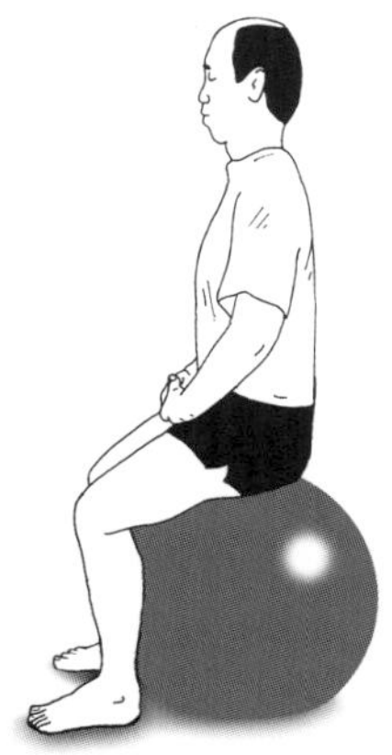

Abb. 26

Sitzen auf einem Gymnastikball

Handhaltungen

Legen Sie die Hände auf die Oberschenkel. Es bleibt Ihnen überlassen, ob Sie die Handflächen nach oben oder nach unten richten. Wenn die Handflächen nach oben zeigen, können Sie mit dem Daumen den Zeigefinger berühren, so dass die beiden Finger einen Kreis bilden, während Sie die anderen Finger entspannt geöffnet liegen lassen. Alternativ dazu können Sie Ihre Hände auch geöffnet vor dem Unterleib (Dantian) übereinander legen, wobei die rechte Hand in der Handfläche der linken liegt und die beiden Daumen einander berühren.

Kopf, Nacken, Schultern und Brustkorb

Richten Sie die Wirbelsäule zusammen mit dem Kopf auf. Dabei ziehen Sie das Kinn leicht zurück, so dass Ihr Kopf senkrecht auf der Wirbelsäule ruht. Drücken Sie das Kinn dabei nicht gegen den Hals und entspannen Sie bewusst Nacken und Schultern, ohne Ihre Haltung zu verändern. Sorgen Sie dafür, dass Hals und Brustkorb frei von unnötiger Spannung bleiben, so dass Sie unbeschwert und natürlich atmen können.

Mund und Blick

In der Regel wird empfohlen, die Zungenspitze locker an den Gaumen zu legen und den Mund entspannt zu schließen. Richten Sie Ihren Blick fünf bis sieben Meter vor Ihren Füßen auf den Boden, ohne einen bestimmten Punkt zu fixieren oder bewusst wahrzunehmen. Wenn es Ihrer Konzentration oder der inneren Arbeit dienlich ist, können Sie die Augen ganz schließen. Wenn Sie jedoch eher dazu neigen „wegzudämmern", sollten Sie die Augen einen Spalt geöffnet lassen, um Ihre Aufmerksamkeit nicht zu verlieren.

Übungsfrequenz und -dauer

Jede Übung hat aufgrund ihrer spezifischen Vorgehensweise und je nach der inneren Arbeit ihre eigene Dauer. In der Regel sollten Sie nicht weniger als zehn Minuten im Sitzen üben, um die erwünschten Wirkungen erzielen zu können. Nur selten ist es sinnvoll oder nötig, länger als dreißig Minuten zu üben. Es ist jedoch ratsam, die empfohlene Übungsdauer in etwa einzuhalten. Natürlich kann sie nach Ihren persönlichen Bedürfnissen und Fähigkeiten ein wenig verkürzt oder verlängert werden. Bei der Darstellung der einzelnen Übungen werden gegebenenfalls Angaben dazu gemacht.

Wie bei anderen Übungen müssen Sie zunächst eine gewisse Routine erwerben, bevor die erwünschten Wirkungen deutlich spürbar werden. Vor allem für die Übungen im Sitzen sollten Sie sich die Fähigkeit, in der eingenommenen Sitzhaltung ruhig und entspannt, ohne Anstrengung bis Übungsende zu sitzen, durch wiederholtes Üben aneignen. Daher ist es ratsam, die Übungen, die

Sie ausgesucht haben, regelmäßig zu praktizieren. Am Anfang sollten Sie versuchen täglich mindestens einmal zu üben. Nachdem Sie eine gewisse Routine haben oder wenn Ihre Gesundheit wieder hergestellt ist, können Sie das Üben auf vier- bis fünfmal pro Woche reduzieren.

Abschluss des Übens

Wenn Sie die Übung beenden wollen und wenn es nicht anders empfohlen wird, bringen sie Ihre Aufmerksamkeit zuerst zum Dantian zurück. Bleiben Sie eine Weile mit Ihrer Aufmerksamkeit dort und atmen ruhig weiter. Führen Sie dann Ihre Aufmerksamkeit hinauf zum Kopf. Wenn Sie sich nach einem Moment wach fühlen, können Sie die Augen öffnen und die Übung damit beenden.

Bei Bedarf können Sie das Gesicht anschließend mit den Händen, die Sie vorher durch Reiben aufgewärmt haben, einige Male sanft reiben und Kopf, Nacken, Hals und Schultern mit den Händen oder den Fingern streichen und sanft massieren. Abschließend legen Sie die Handflächen auf die Ohren und die Mittelfinger auf das untere Ende des Schädelknochens am Hinterkopf. Legen Sie die Zeigefinger mit Druck auf die Mittelfinger. Schließen Sie die Ohren fest mit den Händen. Dann schnipsen Sie die beiden Zeigefinger von den Mittelfingern herunter gegen den Kopf (12-18 Wiederholungen). Diese Behandlung heißt auf Chinesisch MingTianGu, „Die himmlische Trommel schlagen".

Voraussetzungen

Die oben genannten Wirkungen können jedoch erst eintreten,

- wenn Sie ohne Mühe während der gesamten Übungszeit in der eingenommenen Körperhaltung verbleiben können,
- wenn Sie die Übungen in der vorgeschriebenen Weise korrekt und ohne Anstrengung durchführen können,
- wenn Sie während der gesamten Übungsdauer ruhig und geistig präsent sein können.

Um diese „technischen" Voraussetzungen zu erfüllen, empfiehlt es sich, genügend Zeit zum Üben einzuplanen. Es ist nicht nur ratsam, sondern geradezu unabdingbar, sich allmählich an die vorgeschriebene Körperhaltung zu gewöhnen. Dies kann Wochen oder gar Monate dauern. Diese Mühe zahlt sich aber aus, weil Sie danach um so leichter und konzentrierter in der vorgeschriebenen Weise üben können.

Wenn Sie in einer so ungewohnten Sitzhaltung wie dem Lotussitz üben wollen, zwingen Sie sich nicht, von heute auf morgen einen perfekten Lotussitz einzunehmen. Versuchen Sie lieber, Schritt für Schritt und mit Geduld zu üben. Nehmen Sie sich so viel Zeit, wie Sie brauchen. Bereiten Sie sich auf diese Übung mit zusätzlichen Lockerungs- und Dehnungsübungen vor.

Verlängern Sie die Dauer des Sitzens bzw. der Übung ganz langsam und nur allmählich. Jedes Forcieren sowohl der Übungsdauer als auch der Körperhaltung kann den Übungszweck durch körperliche und psychische Verkrampfung ad absurdum führen. Darüber hinaus können die Muskeln, Bänder (insbesondere die Kniebänder) und Gelenke (insbesondere Knie- und Hüftgelenke) durch Fehl- und Überbelastung geschädigt werden.

Gleichgültig, ob Sie nun auf dem Boden, auf einem Sitzkissen, einem Sitzhocker oder auf einem Stuhl sitzen, sollten Sie eine spannungsarme, bequeme, stabile und natürlich aufrechte Körperhaltung einnehmen. Ihre Atmung bleibt dabei ganz sanft und frei. Es kann, wie gesagt, eine Weile dauern, bis die Sitzhaltung für Sie bequem und natürlich wird. lassen Sie sich Zeit, es gibt keine Vorschrift, in welchem Zeitraum Sie es schaffen müssen!

Anmerkung

Auch wenn die folgenden Übungen üblicherweise im Sitzen ausgeführt werden, können sie trotzdem im Liegen oder im Stehen gemacht werden, ohne dass die gesamte Wirkung verloren geht. Zwar können manche Effekte, die Sie beim sitzenden Üben erzielen, wie die Korrektur der Wirbelsäule und die Stabilisierung der Rückenmuskulatur beim liegenden Üben nicht erreicht werden. Trotzdem empfiehlt es sich sogar zuerst im Liegen zu üben, wenn Sie sich zunächst mit dem formalen Ablauf vertraut machen wollen und noch nicht an die Sitzhaltung gewöhnt sind, wenn es Ihnen vorwiegend um die Wirkungen auf die inneren Organe geht oder wenn Sie noch bettlägerig sind.

Innere Arbeit

Während der Sitzmeditation wird oft eine bestimmte geistige Arbeit empfohlen, um die meditative Wirkung zu erreichen oder zu verstärken. Da diese aber nicht nur dem Geist abverlangt wird, sondern gleichzeitig eine subtile Arbeit des Körpers erfordert – wie eine entspannte, aufrechte Haltung und ruhige, sanfte, tiefe Atmung – wird sie hier zusammenfassend als innere Arbeit bezeichnet.

Die dabei angewandten Methoden sind sehr vielfältig, weil die Übungen im Sitzen wegen ihrer meditativen und therapeutischen Bedeutung weit verbreitet ist und häufig praktiziert wird. Dadurch wurde sie am weitesten entwickelt und immer wieder modifiziert. Fast jede Qigong-Schule hat ihre eigene Vorgehensweise. In den folgenden Kapiteln werden verschiedene Methoden, die in China populär sind, vorgestellt.

Methodisch lässt sich das ZuoGong, das Qigong im Sitzen, einteilen in JingZuoFa – stilles Sitzen und YiShi-DaoYin – bewusste Führung.

JingZouFa

Bei dieser Methode bedient man sich verschiedener Techniken, um sich in einen vertieften Ruhezustand zu versenken und geistige Harmonie zu erlangen. In diesem Zustand reduzieren sich die geistigen Aktivitäten auf ein minimum, dennoch bleibt die Wachheit erhalten. Dadurch wird der Geist ruhiger und der Körper kann sich besser entspannen. Aufgrund dessen werden diese Übungen in chinesischen Kliniken und Sanatorien gerne zur Behandlung von vielen psychosomatischen und nervösen Beschwerden eingesetzt.

Die Wachheit in einem vertieften Ruhezustand schafft des Weiteren eine Voraussetzung, um Geistesblitze oder spontane Erkenntnisse zu empfangen. Daher werden die Übungen im Sitzen auch zum Einstieg in die Meditation eingesetzt.

Zum JingZuoFa werden TuNaFa (Atemführung), YiShou Fa (Sich bewusst Sammeln), und NeiShiFa (Nach innen Schauen), gezählt.

YiShiDaoYin

Bei dieser Methode setzt man bewusst verschiedene Möglichkeiten wie Imagination und Affirmation ein, um die geistige Energie auf eine geringfügige Aufgabe zu richten. Das Ziel, den Geist von störenden Gedanken zu befreien, wird so relativ leicht erreicht.

Abhängig von den eingesetzten Aufgaben können die Übungen mit der Methode der bewussten Führung verschiedene Wirkungen zeigen, die therapeutisch vielseitig einsetzbar sind. Die einzelnen Wirkungen können Sie den folgenden Kapiteln über die jeweiligen Übungen entnehmen.

Zum YiShiDaoYin werden MoNianFa (Schweigend Sprechen), und JiaJieFa (Visualisation), gezählt. Auch das WuCai ZuoGong (die Fünf-Farben-Meditation), LiuYinGong (die Sechs heilenden Laute), DanTian ZuoGong (die Dantian-Übung im Sitzen), XiaoZhouTian (der Kleine Qi-Kreislauf), und DaZhouTian (der Große Qi-Kreislauf), gehören zu dieser Methode.

YiShouFa – Sich bewusst sammeln

Die bewusste Sammlung der Achtsamkeit bzw. Aufmerksamkeit ist eine der am häufigsten eingesetzten Methoden beim ZuoGong, den sitzenden Qigong-Übungen. In der Regel wird die geistige Energie im Dantian gesammelt, daher wird die Methode auch YiShou DanTian genannt. Ihre Herkunft ist nicht genau bekannt. Obwohl man sie in der Regel der daoistischen Tradition zurechnet, wird sie auch von anderen traditionellen Qigong-Schulen gepflegt.

Neben dem Dantian im Bauchraum können auch die anderen Dantian in der Brust oder der Stirn sowie einige Akupunkturpunkte (zur Behandlung von bestimmten Beschwerden) als Orte der geistigen Sammlung benutzt werden. Dazu nehmen Sie Akupunkturstellen, die das Qi im Allgemeinen regulieren und stabilisieren oder die für die jeweiligen Beschwerden indiziert sind, so zum Beispiel Huiyin, Treffpunkt des Yin, KG 1, MingMen, Lebenstor, LG 4, und YongQuan, Sprudelnder Brunnen, N 1.

Funktion

Neben den üblichen Wirkungen der sitzenden Übungen (siehe Seite 68) kann YiShouFa durch die Konzentration der Aufmerksamkeit im Dantian auch Energiereserven mobilisieren. Das Bewahren der Aufmerksamkeit im Dantian schult zugleich die Fähigkeit sich geistig zu konzentrieren und dadurch auch sich psychisch zu stabilisieren. Die Chinesen nennen diese Wirkung Stabilisierung des Shen-Geistes.

Vorbereitung

Nehmen Sie eine Ihnen geläufige Sitzhaltung ein. Es ist unwichtig, welche der eingangs beschriebenen Sitzhaltungen (siehe Seite 69-71) das ist. Wichtig ist, dass die Haltung für Sie bequem ist und dass Sie ohne Mühe und entspannt bis zum Übungsende mit aufgerichtetem Rücken sitzen können. Atmen Sie zunächst ruhig weiter, bis Sie innerlich ganz ruhig werden.

Übungsablauf

Nachdem Sie sich in Ihrer Sitzposition eingefunden und eine Weile ruhig und natürlich geatmet haben, richten Sie Ihre Aufmerksamkeit auf Ihre Atmung. Beobachten Sie Ihre Atmung ganz bewusst, ohne sie in irgendeiner Weise zu manipulieren. Versuchen Sie zunächst alle an der Atmung beteiligten Körperteile – Brust, Rippenbogen, Hals, Nacken, Schultern, Rücken, Bauch, Beckenboden, Kreuz – möglichst deutlich wahrzunehmen. Verfolgen Sie, wenn Sie soweit sind, den Weg der Atemluft sowohl bei der Einatmung als auch bei der Ausatmung: Nase – Brust – Bauch und zurück. Machen Sie das eine Zeit lang, bis Sie eine wirklich deutliche Wahrnehmung des Atemweges haben. Am Anfang können Sie bis zu fünf Minuten brauchen, bis diese intensive Wahrnehmung deutlich wird. Später, wenn Sie routinierter sind, reichen ein bis zwei Minuten.

Führen Sie jetzt Ihre Aufmerksamkeit mit Hilfe der Atemzüge in den Bauchraum zum Dantian. Versuchen Sie eine Stelle in der Tiefe des Bauches zu finden, an der Sie Ihre Aufmerksamkeit deutlich spüren können. Tun Sie nichts weiter, als sich gedanklich ganz im Dantian zu zentrieren. Mit der Zeit können Sie sich geistig tief versenken, ohne dabei von irgendwelchen Gedanken gestört zu werden. Behalten Sie diese Konzentration zehn bis zwanzig Minuten bei. Am Anfang und zumal dann, wenn Sie sich an die Sitzhaltung gewöhnen müssen, reichen zehn Minuten. Steigern Sie die Dauer langsam bis zu 20 Minuten.

Abschluss

Beenden Sie die Übung, indem Sie Ihre Aufmerksamkeit aus dem Bauch zum Kopf zurückführen. Warten

Sie einen Moment, bis Sie sich ganz wach fühlen, und öffnen Sie dann die Augen. Gegebenenfalls massieren Sie mit Ihren Händen Gesicht, Kopf usw. (siehe Seite 13)

Anmerkung

Wenn Sie diese Übung oft genug wiederholt und lang genug geübt haben, können Sie das Gefühl bekommen, die Atemluft fließe in die Tiefe Ihres Bauches hinein und ströme auch aus dieser Region wieder heraus, obwohl die Atemluft dies rein physiologisch betrachtet natürlich nicht tut. Eine andere Erfahrung, die Sie nach entsprechend langer Übungsdauer und regelmäßiger Wiederholung machen können, ist die Wahrnehmung eines Qi-Gefühls im Dantian, das sich in verschiedenen Varianten wie Dehnung, Kribbeln, Wärme oder anderem ausdrücken kann.

Manchmal können Sie bei dieser Sitzmeditation Phänomene erleben, die im folgenden Kapitel NeiShiFa, Nach innen Schauen, beschrieben werden. Bitte lesen Sie die Beschreibungen (Seite 87) aufmerksam!

MoNianFa – Schweigend sprechen

MoNianFa, Schweigend Sprechen, ist ein typisches Beispiel für die Methode der bewussten Führung, YiShi-DaoYin. Anders als bei den Übungen des stillen Sitzens wird hier eine bewusste Führung durch den Shen-Geist bzw. eine bewusste Manipulation im Sinne einer Autosuggestion oder Affirmation eingesetzt, um die Ziele der Übung wie innere Ruhe, Linderung von Beschwerden oder Heilung einer Krankheit zu erreichen.

Funktion

MoNianFa wird nicht nur wegen der allgemeinen Wirkungen der stillen Qigong-Übungen im Sitzen (siehe Seite 68) geübt, sondern auch gezielt zur Behandlung von Krankheiten und zur Linderung von Beschwerden. Aufgrund der oben beschriebenen Vorgehensweise hat die Methode des Schweigend Sprechens ein breites Wirkungsspektrum und vielfältige Einsatzmöglichkeiten, auch gerade im therapeutischen Bereich.

Vorbereitung

Nehmen Sie eine Ihnen angenehme Sitzhaltung ein. Es ist unwichtig, welche der im einleitenden Kapitel beschriebenen Sitzhaltungen (siehe Seite 69-71) das ist. Wichtig ist, dass die Haltung für Sie bequem ist und dass Sie den Rücken entspannt und ohne Mühe bis zum Übungsende aufrecht halten können. Bleiben Sie einen Moment sitzen und atmen Sie ganz bewusst ein und aus, bis Sie innerlich ruhig werden.

Übungsablauf

Übungsablauf

Mobilisieren Sie zuerst Ihre Aufmerksamkeit und führen Sie sie zum Dantian im Bauch oder gegebenenfalls zu der Körperstelle, die Sie behandeln wollen. Atmen Sie weiter ruhig ein und aus und sprechen Sie dabei lautlos (innerlich), jedoch ganz bewusst Worte aus, die Sie regelmäßig in kurzen Intervallen wiederholen. Dabei können diese Worte entweder völlig bedeutungslos sein oder aber auch einen bestimmten Sinn haben, der positiv auf das Ziel der Übung oder auf die übende Person wirkt.

Letzteres wird besonders dann eingesetzt, wenn man die Übung zu einem bestimmten Zweck macht. Die Worte wirken dann als Autosuggestion, welche einen beispielsweise dabei unterstützt, die Tiefenversenkung zu erreichen oder einen bestimmten Therapiezweck zu verfolgen. Häufig werden affirmierende Sätze wie „ich bin ruhig“ beim Einatmen, „ich bin entspannt“ beim Ausatmen oder „mein Kopf ist frei von Schmerz“ (zur Behandlung von Kopfschmerzen) gebraucht.

Um sich geistig tief zu versenken, kann man neben bedeutungslosen Worten auch Gedichte rezitieren oder in Gedanken ein Lied singen oder summen.

Abschluss

Wenn Sie Ihre Aufmerksamkeit zu einer anderen Körperregion als zum Dantian geführt haben, sollten Sie sie zunächst zum Dantian zurückführen. Nach einer Weile bringen Sie Ihre Aufmerksamkeit aus dem Bauch zum Kopf. Warten Sie einen Moment, bis Sie sich ganz wach fühlen, und öffnen Sie dann die Augen. Gegebenenfalls massieren Sie mit Ihren Händen Gesicht, Kopf usw. (siehe Seite 13)

JiaJieFa – Visualisation

Wörtlich bedeutet JiaJie „etwas geliehen bekommen, das tatsächlich nicht existiert". Methodisch ähnelt JiaJie-Fa dem im Westen bekannten mentalen Training. Da die visualisierten Bilder oder Vorgänge beim Üben nur in der Vorstellung existieren, wird diese Methode auch Kong-Lian, fiktives Üben, genannt.

Dabei werden vielfältige Objekte für die Visualisierung genommen. Gut eignen sich beispielsweise schöne, beruhigende oder symbolträchtige Landschaften in angenehmen, freundlichen Farben. Beliebt sind insbesondere Motive wie malerische Gebirgs- und Seenlandschaften, klares, ruhiges und fließendes Wasser oder der weite Ozean mit einer wogenden und tosenden Brandung, azurblauer Himmel mit weißen Wolken, üppige grüne Wiesen mit angenehm duftenden Blumen, zartgrüne Zypressen oder sattgrüne Kiefern, ein klarer Nachthimmel mit leuchtendem Vollmond sowie Sonnenaufgang oder Abendrot.

Neben Bildern und Phantasien können Sie sich auch einer Klanglandschaft bedienen. Empfohlen werden leichte, fröhliche oder beruhigende Melodien sowie wohltönende und beruhigende Klänge, wie das Zwitschern und Singen von Vögeln, Glockenspiele oder Windglocken und Obertöne. Wichtig ist, dass Sie die Phantasiebilder oder Klänge als angenehm empfinden.

Bei der Behandlung von Beschwerden oder Krankheiten wird bildlich visualisiert, dass das jeweilige Problem, zum Beispiel Schmerz, nachlässt oder dass der Heilungsprozess einsetzt.

Funktion

Sinn dieser Visualisierungstechnik ist es, durch minimalen Einsatz geistiger Aktivitäten innere Ruhe zu erreichen. Zugleich können die Bilder die psychische Stimmung aufheitern, ein Gefühl inneren Friedens auslösen sowie eine bessere Ausgangsbasis für die Behandlung schaffen und den Heilungsprozess verstärken. Natürlich besitzt JiaJieFa auch die üblichen Wirkungen der stillen Qigong-Übungen im Sitzen (siehe Seite 68).

Vorbereitung

Nehmen Sie eine angenehme Sitzhaltung ein. Es ist unwichtig, welche der im einleitenden Kapitel beschriebenen Sitzhaltungen (siehe Seite 69-71) das ist. Wichtig ist, dass die Haltung bequem ist und dass Sie den Rücken entspannt und ohne Mühe bis zum Übungsende aufrecht halten können. Bleiben Sie einen Moment sitzen und atmen Sie ganz bewusst ein und aus, bis Sie innerlich ruhig werden.

Übungsablauf

Bleiben Sie nun mit der ganzen Aufmerksamkeit bei Ihrer Atmung. Dann führen Sie Ihre Aufmerksamkeit mit Hilfe der Atmung zum Dantian im Bauch. Bevor Sie die Visualisierung mit dem Objekt Ihrer Wahl beginnen, sollten Sie sich zuerst vergewissern, dass Ihre ganze geistige Energie im Dantian konzentriert ist und nicht durch Gedanken abgelenkt wird. Nun versuchen Sie das von Ihnen ausgewählte Objekt mit voller Aufmerksamkeit im Dantian zu visualisieren. Lassen Sie es immer deutlicher werden, bis das Bild ganz klar wird. Wenn Sie feststellen, dass Ihre Konzentration während der Übung nachlässt, sollten Sie Ihre Aufmerksamkeit erneut mobilisieren und zum Dantian führen, um das Objekt wieder ganz deutlich zu visualisieren. In der Regel sollte die Dauer der Visualisierung zwischen zehn und zwanzig Minuten betragen.

Sie können das Objekt Ihrer Wahl auch außerhalb des Körpers visualisieren. In diesem Fall lassen Sie die Bilder, die Landschaften oder Klänge außerhalb des eigenen Körpers entstehen, als ob Sie diese Objekte sähen oder hörten beziehungsweise als befänden Sie sich in dieser angenehmen Landschaft oder Stimmung. Bei einer Behandlung wird in der Regel die Stelle, an der die Beschwerden oder die Erkrankung manifestiert sind, als Ort der Visualisierung genommen.

Abschluss

Wenn Sie die Übung beenden wollen, lassen Sie das Objekt der Visualisierung zuerst aus Ihren Gedanken verschwinden. Sollten Sie die Visualisierung außerhalb des Dantian ausgeführt haben, kommen Sie mit Ihren Gedanken zum Dantian zurück und verweilen dort für einen kurzen Moment. Dann führen Sie Ihre Aufmerksamkeit wie üblich zum Kopf und beenden die Übung durch Öffnen der Augen, nachdem Sie sich ganz wach fühlen. Bei Bedarf massieren Sie Gesicht, Kopf usw. (siehe Seite 13)

Anmerkung

Üblicherweise wird JiaJieFa im Sitzen ausgeführt, Sie können es jedoch auch im Liegen oder im Stehen üben. Bei guter Routine können Sie sogar im Gehen visualisieren.

Häufig wird JiaJieFa als mentales Training für bestimmte komplexe Bewegungen oder handwerkliche Fertigkeiten eingesetzt. Dabei werden Handlungs- oder Bewegungsabläufe in Gedanken wiederholt und sozusagen im Kopf fehlerfrei ausgeführt. Insbesondere Sportler, aber auch Qigong- und Taiji-Übende setzen dieses Verfahren ein, um Körperhaltung, Bewegungen oder deren Koordination optimal zu gestalten.

Ersatzweise können Sie Musik, Gesänge oder Klänge aus einer Musikanlage als Kulisse für die Meditation nutzen. Am Anfang kann dies hilfreich sein, unter anderem um sich zu entspannen und um abzuschalten. Mit der Zeit sollte die Lautstärke der Musik leiser werden, damit Sie allmählich von dieser Hilfe unabhängig werden.

Eine weitere Einsatzmöglichkeit der Visualisierung besteht darin, das Qi durch Vorstellungen zu lenken, um es in bestimmten Bahnen zirkulieren zu lassen wie bei den Übungen XiaoZhouTian, Kleiner Qi-Kreislauf (siehe Seite 92), und DaZhouTian, Großer Qi-Kreislauf (siehe Seite 101) oder um ein bestimmtes Organ bzw. eine Körperregion zu behandeln. So können Sie zum Beispiel bei Magenschmerzen das Qi zum Magen lenken.

NeiShiFa – Nach innen Schauen

Das Schauen nach innen gehört zu den relativ anspruchsvollen stillen Qigong-Übungen, weil es gute Konzentration und innere Ruhe voraussetzt. Sollten die Konzentration oder die Ruhe leicht gestört werden, empfiehlt es sich zunächst mit anderen stillen Übungen wie YiShouFa, Sich bewusst Sammeln (siehe Seite 77), im Sitzen zu beginnen. Erst wenn Ihre Konzentrationsfähigkeit gut geschult ist und Sie stabile innere Ruhe erreicht haben, sollten Sie NeiShiFa üben.

Funktion

Neben den allgemeinen Wirkungen der sitzenden Übungen (siehe Seite 68) kann NeiShiFa insbesondere die Konzentrationsfähigkeit verbessern und psychisch beruhigen. Ferner kann diese Methode bei entsprechender Modifikation auch bei Funktionsstörungen bzw. Beschwerden der inneren Organe und bei der Schmerzbekämpfung eine gute Wirkung zeigen.

Vorbereitung

Nehmen Sie eine bequeme Sitzhaltung ein. Es ist unwichtig, welche der im einleitenden Kapitel beschriebenen Sitzhaltungen (siehe Seite 69-71) das ist. Wichtig ist, dass Sie den Rücken entspannt und ohne Mühe bis zum Übungsende aufrecht halten können. Bleiben Sie zunächst einen Moment sitzen und atmen ganz bewusst ein und aus, bis Sie innerlich ruhig werden. Benutzen Sie, wenn es Ihnen möglich ist, die Bauch- bzw. Zwerchfellatmung.

Übungsablauf

Schauen Sie in einer geraden Linie über die Nasenspitze hinaus etwa drei bis fünf Meter vor sich auf den Boden und führen Sie den Blick imaginär in das Dantian. Lenken Sie Ihre Aufmerksamkeit anschließend auf das Dantian und bleiben Sie ganz ruhig und mit voller Konzentration dort. Setzen Sie Ihre Neugier ein, spüren, horchen und schauen Sie ganz bewusst hinein. Nach einer gewissen Übungsdauer können Sie, ohne dies zu erzwingen, Ihr eigenes Dantian in einer bestimmten Gestalt wahrnehmen, sei es nun ein Gegenstand oder eine Farbe, oft verbunden mit einem Gefühl. Art und Weise bzw. Form und Intensität des Gegenstandes oder der Farbe spielen dabei keine große Rolle. Diese Phänomene sind nichts anderes als Zeichen einer weit entwickelten Fähigkeit, die Aufmerksamkeit und Achtsamkeit gezielt einzusetzen. Bleiben Sie zehn bis zwanzig Minuten auf diese Weise aufmerksam im Dantian.

Diese Übung können Sie variieren, indem Sie Ihre volle Aufmerksamkeit statt in das Dantian in eine andere Körperregion oder zu einem bestimmten inneren Organ bzw. auf bestimmte Akupunkturpunkte lenken. Mit dieser Technik verfolgt man meist einen bestimmten therapeutischen Zweck, sei es Schmerzen zu lindern oder funktionelle Beschwerden zu beseitigen.

Die Vorgehensweise ist ähnlich der bei der vorangegangenen Übung. Nachdem Sie Ihre volle Aufmerksamkeit im Dantian konzentriert haben, führen Sie das Qi weiter zu der anvisierten Stelle bzw. dem Organ. Bei dieser Übung kann es geschehen, dass Sie einen Muskel, ein Gelenk oder ein Organ klar in seiner Struktur sehen. Dies ist erfahrungsgemäß ein Zeichen dafür, dass deutliche Heilungsprozesse stattfinden.

Abschluss

Wenn Sie Ihre Aufmerksamkeit zu einer anderen Körperregion oder zu einem Akupunkturpunkt statt zum Dantian geführt haben, sollten Sie Ihre Aufmerksamkeit zuerst zum Dantian zurückführen. Nach einer Weile bringen Sie Ihre Aufmerksamkeit aus dem Bauch zum Kopf. Warten Sie einen Moment, bis Sie sich ganz wach fühlen, und öffnen Sie dann die Augen. Gegebenenfalls massieren Sie mit Ihren Händen Gesicht, Kopf usw. (siehe Seite 13)

Anmerkung

Neben dem Qi-Gefühl, das sich unter anderem als Dehnung, Kribbeln oder Wärme äußern kann, können Sie beim NeiShiFa manchmal Emotionen wie Aggression, Trauer oder Wut empfinden. Dies kann mit kürzlich erfahrenen Situationen zusammenhängen, aber sich auch um früher erlebte und noch nicht verarbeitete Erfahrungen handeln. Chinesische LehrerInnen empfehlen in diesem Fall, weiterhin regelmäßig zu üben und diese Emotionen bewusst immer wieder zu erleben. Die Emotionen können nach wiederholten Sitzungen von alleine schwächer und schwächer werden und dann ganz verschwinden. Möglicherweise können Sie die früher durchlebte Situation deutlicher erkennen und bewusst bearbeiten.

Manchmal kann sich ein Gefühl einstellen, als würden Sie sich selbst bei der Meditation von der Seite oder von oben herab beobachten. Das ist an sich nichts anderes als ein Ausdruck der tiefen Versenkung; man kann es auch nüchtern als Sinnestäuschung bezeichnen. (siehe Seite 19)

DanTian ZuoGong
Dantian-Übung im Sitzen

Das DanTian ZuoGong stammt von der Familie Ma aus dem Kreis An Qiu, Provinz Shandong in Ostchina, die sich seit mehreren Generationen mit dem Qigong und dem Wushu der buddhistischen und der daoistischen Traditionen befasst.

Diese Übung erfordert eine gute Konzentrationsfähigkeit und das Vermögen, das eigene Dantian zu spüren, eigenes Qi zu lenken und entsprechend lange zu sitzen. Gegebenenfalls sollten Sie sich zunächst mit anderen Übungen vorbereiten, zum Beispiel DanTian WoGong, Dantian-Übung im Liegen (Seite 56), und NeiShiFa, Nach innen Schauen (Seite 85).

Funktion

Neben den üblichen Wirkungen der stillen Qigong-Übungen im Sitzen (siehe Seite 68) erreicht diese Übung eine starke Kultivierung des eigenen Qi, speziell im Dantian. Das eigene Qi wird aktiviert, vermehrt und qualitativ verbessert. Ferner hat sie eine deutlich regulierende Wirkung auf die Bauchorgane und eine kräftigende auf den gesamten Organismus. Daher wird sie häufig zur Behandlung von Funktionsstörungen und Erkrankungen der inneren Organe im Bauchraum sowie zur Stabilisierung der Konstitution eingesetzt. Sie dient auch als vorbereitende Übung, um das eigene Qi willentlich zu steuern, zum Beispiel im kleinen und großen Qi-Kreislauf.

Vorbereitung

Nehmen Sie eine angenehme, entspannte und aufrechte Sitzhaltung ein. Welche Sitzhaltung das ist, spielt keine Rolle (siehe Seite 69-71). Wichtig ist eine entspannte, aufrechte Haltung, die Ihnen eine mühelose Durchführung der gesamten Übung ermöglicht. Richten Sie Ihre Aufmerksamkeit auf die Atmung, ohne sie dabei zu manipulieren. Bleiben Sie einen Moment so, bis Sie ruhig werden.

Übungsablauf

Leiten Sie Ihre Aufmerksamkeit gegebenenfalls zusammen mit dem nächsten Atemzug nach unten zum Dantian im Bauch. Bleiben Sie dort eine Weile mit Ihrer vollen Aufmerksamkeit, bis Sie das Qi deutlich spüren. Erst jetzt beginnen Sie mit der inneren Arbeit dieser Übung.

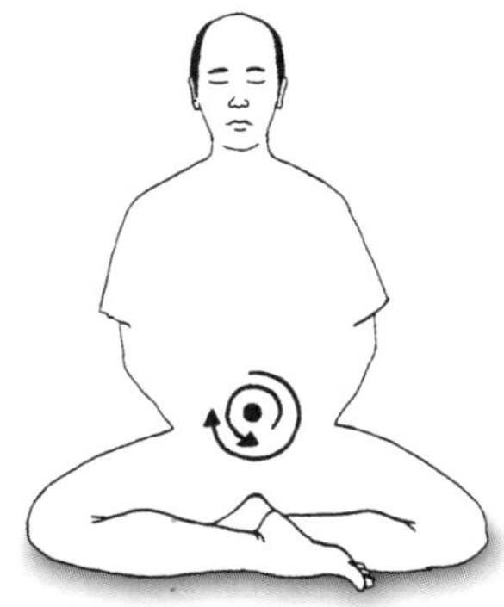
Abb. 27

Erste Phase

Erste Phase

Führen Sie das Qi vom Dantian aus nach oben zum Nabel und sammeln es für einen Moment dort, um es dann kreisförmig links und rechts um den Nabel herumzuführen, und zwar in jede Richtung zwölf- bis vierundzwanzigmal. Anschließend zentrieren Sie das Qi erneut im Nabel.

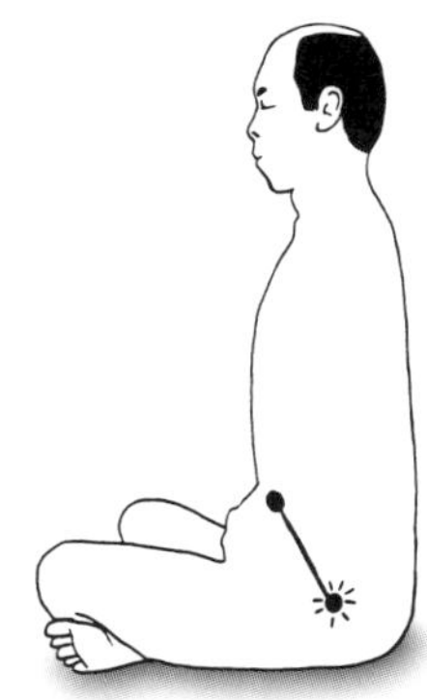
Abb. 28

Zweite Phase

Zweite Phase

Nun bündeln Sie das Qi und führen es in dieser gebündelten Form wie einen Licht- oder Wasserstrahl auf direktem Weg zwischen Nabel und HuiYin am Beckenboden hin und her (zwölf- bis achtzehnmal). Danach führen Sie Ihr Qi nicht zum Bauchnabel zurück, sondern sammeln es im HuiYin, von wo aus Sie es in gleicher Weise zum MingMen am Rücken und von dort aus schließlich weiter zum Nabel bewegen, wo Sie es am Ende dieser Phase wieder zentrieren.

Sollte es Ihnen nicht gelingen, das Qi auf Anhieb gebündelt zwischen den genannten Punkten zu bewegen, können Sie vorerst die folgende Hilfsmaßnahme einsetzen. Führen Sie das Qi wie aufeinander folgende Wellen vom Bauchnabel auf einer Ebene nach unten zum HuiYin am Beckenboden. Wenn Sie diesen Punkt mit Ihrem Qi erreicht haben, leiten Sie es auf die gleiche Weise zurück zum Nabel. Nachdem Sie eine Zeitlang so geübt haben, können Sie versuchen, das Qi gebündelt wie oben beschrieben zu bewegen. Auf diese Weise können Sie das Qi durch die beiden nächsten Strecken führen.

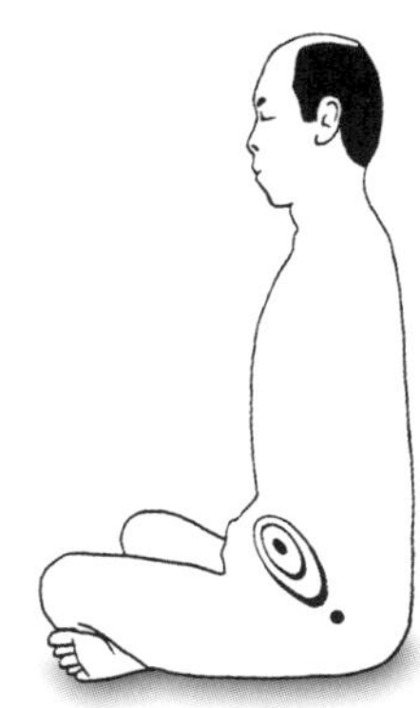
Abb. 29

Zweite Phase / b

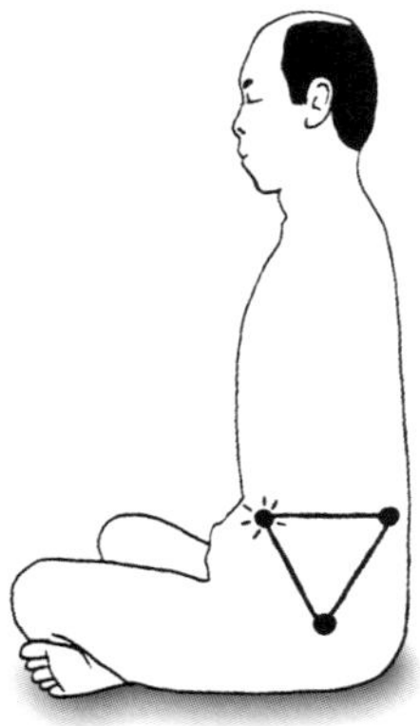

Abb. 30

Dritte Phase

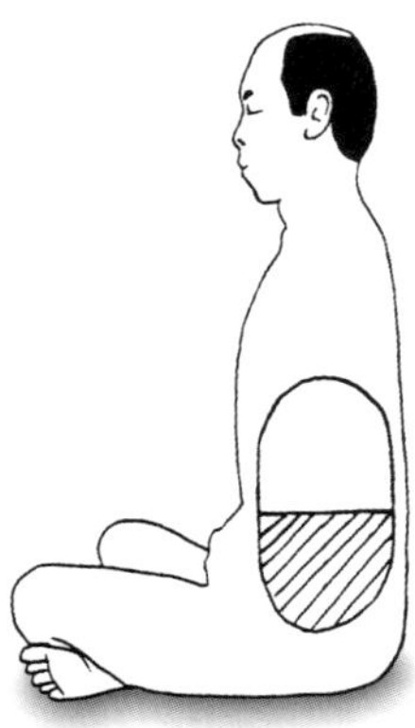

Abb. 31

Vierte Phase

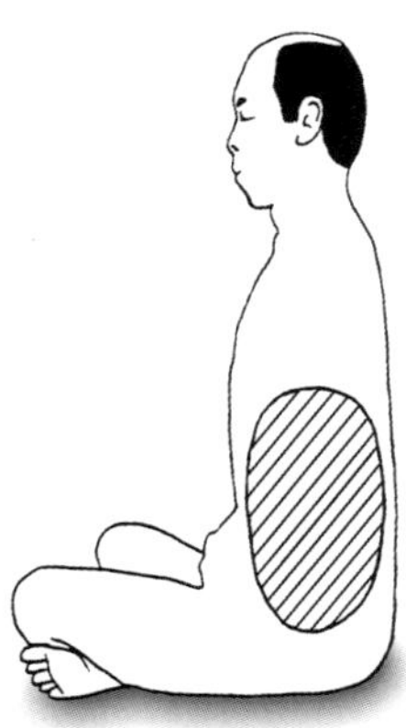

Abb. 32

Fünfte Phase

Dritte Phase:

Nachdem Sie das Qi erneut im Nabel gesammelt haben, führen Sie es in einem Dreieck vom Nabel aus gebündelt zum HuiYin am Beckenboden, dann weiter zum MingMen am Rücken und von dort aus wieder nach vorne zum Nabel. Dies wiederholen Sie zwölf- bis achtzehnmal. Anschließend führen Sie das Qi in umgekehrter Reihenfolge zwölf- bis achtzehnmal vom Nabel zum MingMen, dann zum HuiYin und wieder zum Nabel zurück, um es dort zu sammeln.

Vierte Phase:

Das Qi, das Sie im Nabel gesammelt haben, lassen Sie in den Bauch hinabfließen. Füllen Sie den Bauchraum vom Beckenboden nach oben bis auf Höhe des Nabels bzw. des MingMen mit Ihrem Qi auf. Dies gelingt am besten, wenn Sie sich vorstellen, das Qi fließe aus dem Bauchnabel wie aus einem Wasserhahn in den Bauchraum. Danach drehen Sie das Qi wie einen Kreisel auf einer senkrechten Achse zwölf- bis achtzehnmal links herum und anschließend zwölf- bis achtzehnmal rechts herum.

Fünfte Phase:

Nun füllen Sie den gesamten Bauchraum – unten bis zum Beckenboden und oben bis zum Zwerchfell, vorne bis zur Bauchdecke und hinten bis zum Rücken – mit Ihrem Qi auf. Drehen Sie es anschließend etwa drei Minuten lang innerhalb des gesamten Bauchraumes in die verschiedensten Richtungen.

Anschließend klopfen Sie ein bis zwei Minuten lang mit lockerer Faust oder lockerer Hakenhand rhythmisch und sanft auf die gesamte Bauchdecke. Die Hakenhand bilden Sie, indem Sie alle fünf Finger locker gestreckt an den Fingerspitzen zusammenführen.

Abschluss

Holen Sie das Qi von allen Seiten des Bauches und sammeln es im Dantian, an der Stelle also, an der Sie sich zu Beginn der Übung gedanklich gesammelt haben. Dort zentrieren Sie das Qi mit Hilfe Ihrer Aufmerksamkeit noch einmal für eine Weile. Danach beenden Sie die Übung in Ruhe, indem Sie Ihre Aufmerksamkeit vom Dantian nach oben zum Kopf führen. Wenn Sie geistig wieder präsent sind, können Sie die Augen öffnen und damit die Übung beenden. Bei Bedarf massieren Sie anschließend Gesicht, Kopf, Hinterkopf, Nacken- und Schulterbereich ganz sanft mit den Händen (siehe Seite 13).

Anmerkung

In der Regel dauert die Übung insgesamt zwanzig bis dreißig Minuten. Versuchen Sie die Mindestdauer von zwanzig Minuten nicht zu unterschreiten. Denn dann würden Sie das Qi zu schnell bewegen oder zu kurz in den jeweiligen Phasen verweilen. Dies könnte die Wirkung beeinträchtigen, da Sie das Qi möglicherweise nicht intensiv genug wahrnehmen und nicht klar genug bewegen.

Um die verschiedenen Stufen dieser Übung bis zum Abschluss zu erlernen und korrekt durchzuführen, muss die Übung wie beschrieben stufenweise praktiziert werden. Nehmen Sie sich genügend Zeit für das Üben jeder Phase. Gehen Sie erst zur nächsten Phase über, wenn Sie die bisher erlernten Phasen genügend geübt haben. Ziel ist, das Qi entsprechend der beschriebenen Übungsphasen mühelos in alle Richtungen führen und zugleich deutlich wahrnehmen zu können.

Wenn Sie die verschiedenen Stufen noch nicht alle beherrschen, können Sie die Übung auch nach jeder beliebigen Phase beenden, indem sie beispielsweise direkt nach der zweiten oder dritten Phase zum Abschluss übergehen. Wichtig ist, dass Sie das Qi am Ende auf jeden Fall wieder zum Dantian, eventuell mit einer Zwischenstation im Nabel, zurückführen und die Übung in der beschriebenen Weise ausklingen lassen.

Wenn Sie diese Übung über längere Zeit intensiv und regelmäßig praktiziert haben, Sie Ihr eigenes Qi also schon ziemlich gut spüren und führen können, können Sie die Gesamtdauer ein wenig verkürzen, indem Sie einige Phasen auslassen, wobei die erste, die dritte und die fünfte Phase als Kernteile dieser Übung beibehalten werden sollten.

XiaoZhouTian – Der Kleine Qi-Kreislauf

ZhouTian heißt wörtlich himmlischer Kreislauf und ist ein Begriff der klassischen chinesischen Astronomie für einen Kreis der Erde um die Sonne, der ein Jahr lang dauert. Im Qigong wird der Begriff ZhouTian als Lehnwort benutzt, um den Qi-Kreislauf im Körper zu bezeichnen. Denn in chinesischen Augen ähnelt der menschliche Körper wegen seiner damals unvorstellbaren Komplexität und Vollkommenheit dem Kosmos. Der menschliche Körper wird als Mikrokosmos angesehen.

XiaoZhouTian, Kleiner himmlischer Kreislauf oder Kleiner himmlischer Energiekreislauf genannt, gilt in fast allen Qigong-Schulen als grundlegende Übung. Er gehört zusammen mit DaZhouTian, dem Großen Qi-Kreislauf (siehe Seite 101), zum Qigong der inneren Alchimie (NeiDanShu), das aus der daoistischen Schule stammen soll. Beim XiaoZhouTian wird das Qi nur über die zwei Sondermeridiane in der Mitte des Rumpfes, das Lenker- und das Konzeptionsgefäß, zirkuliert, daher Kleiner Qi-Kreislauf. Demgegenüber wird beim Großen Qi-Kreislauf das Qi über die verschiedenen Meridiane durch den ganzen Körper geleitet.

Funktion

XiaoZhouTian, Kleiner Qi-Kreislauf, hat die Aufgabe, die Jing-Essenz in Qi umzuwandeln und das Qi zu schulen, das heißt bewusst in bestimmte Bahnen zu lenken. Diese Übung wirkt sehr gut bei vielen chronischen Erkrankungen und eignet sich hervorragend für Gesundheitserhaltung und Krankheitsvorbeugung. Auch in der Behandlung von Lähmungen wie Halbseitenlähmung und zur Schmerzbekämpfung zeigt dieses Qigong eine deutliche Wirkung. Die Fähigkeit, das eigene Qi willentlich zu lenken, ist eine wichtige Voraussetzung, um Erkrankungen bzw. Funktionsstörungen bei sich selbst oder bei anderen Menschen durch Qi-Applikation, WaiQiLiaoFa (Behandlung durch äußeres Qi), zu behandeln. XiaoZhouTian erfordert einen hohen Grad an Aufmerksamkeit und

Konzentration der geistigen Energie und wird deshalb häufig als Prüfstein für die Konzentrationsfähigkeit angesehen.

Variationsmöglichkeiten

Diese Übung wird meist im Sitzen durchgeführt, aber man kann auch im Liegen oder im Stehen üben. Im Stehen nimmt man meist eine Haltung wie bei ZhanZhuang, der Stehenden Säule (siehe S. 124), ein. Will man im Liegen üben, kann man zwischen den unterschiedlichen Lagerungsarten (Rückenlage oder Seitenlage) wählen. Sitzen kann man entweder auf dem Boden im Lotus-, Schneider-, Diamant- oder Fersensitz, auf einem Stuhl oder auf einer Stehhilfe (siehe Einführung zu den Übungen im Sitzen S. 69-71).

Die Wirkung dieser Übung wird nicht dadurch beeinflusst, ob Sie sitzend, stehend oder liegend üben. Vielmehr hängt sie davon ab, wie intensiv Sie das Qi bei der Übung spüren und wie deutlich Sie das Qi in dem Kreislauf führen können. Die sitzende Übungsweise wird bevorzugt praktiziert, weil man die Übung mit voller Wachheit bei gleichzeitig größtmöglicher Entspannung zu Ende bringen kann.

Vorbereitung

Nehmen Sie eine der oben genannten Haltungen auf eine für Sie entspannte und bequeme Weise ein. Legen Sie die Zungenspitze an den Gaumen direkt oberhalb der Zähne und schließen Sie den Mund locker. Atmen Sie ruhig durch die Nase ein und aus. Bleiben Sie zunächst eine Weile sitzen, stehen oder liegen, bis Sie ganz ruhig sind und sich zugleich konzentriert fühlen. Diesen Prozess können Sie unterstützen, indem Sie Ihre Atmung einfach nur beobachten, ohne sie zu manipulieren. Die Atmung wird dann von selbst ruhig werden, was ein deutliches Zeichen für die Einkehr der inneren Ruhe ist.

Übungsablauf

Wenn Sie soweit sind, lenken Sie Ihre Aufmerksamkeit mit dem nächsten Atemzug zum Dantian und zentrieren sich dort. Warten Sie so lange, bis Sie das eigene Qi im

Dantian ziemlich deutlich spüren. Danach erst beginnen Sie mit Hilfe Ihrer mentalen Kraft, das Qi in den kleinen Kreislauf zu lenken.

Vom Dantian aus bringen Sie das Qi zuerst direkt zum HuiYin (KG 1) am Beckenboden und von dort aus zum Steißbein. Dort befindet sich der Punkt WeiLü. Über die Mittellinie des Rückens, also über die Wirbelsäule, führen Sie das Qi vom Steißbein zum Kreuzbein und dann schrittweise über die einzelnen Lenden-, Brust- und Halswirbel nach oben bis zur Schädelbasis. Dabei werden die Punkte innerhalb der Wirbelsäule wie MingMen (LG 4), JiaJi (Zwischen den Wirbeln) und YuZhen (Jadekissen, unterhalb des Knochenvorsprungs am Hinterkopf) durchzogen. Entlang der Mittellinie des Kopfes führen Sie das Qi weiter über den Hinterkopf bis hinauf zum Scheitelpunkt BaiHui (LG 20) und dann weiter über die Stirn durch NiWan, den oberflächlichen Punkt des oberen Dantian, und die Nase bis zum Mund. Die Überleitung des Qi von der Ober- zur Unterlippe wird durch die an den Gaumen angelegte Zungenspitze unterstützt. Von der Unterlippe führen Sie das Qi weiter nach unten über die vordere Mittellinie des Körpers – die Vorderseite des Halses, des Brustkorbs, durch ShanZhong, den oberflächlichen Punkt des mittleren Dantian, den Bauch, QiHai (KG 6), den oberflächlichen Punkt des unteren Dantian, bis zu HuiYin (KG 1). Damit wird der Kreislauf geschlossen.

Eine Variation des Qi-Verlaufs ist, dass Sie das Qi vom QiHai (KG 6) im Unterleib zum Dantian führen und weiter über den inneren Verlauf zu HuiYin am Beckenboden statt über das Schambein an der Körperoberfläche, um dann wie beschrieben den Qi-Kreislauf fortzusetzen.

Abschluss

Nachdem Sie das Qi einige Male in diesem kleinen Kreislauf haben zirkulieren lassen, beenden Sie die Übung, indem Sie das Qi zunächst über den Punkt QiHai (KG 6), der etwa drei Finger unterhalb des Nabels liegt, in die Tiefe des Bauchraumes zum Dantian zurückbringen. Im Dantian sammeln Sie das Qi erneut und führen es nach einer Weile zum Kopf, um wach und aufmerksam in den Alltag zurückzukehren. Streichen Sie abschließend

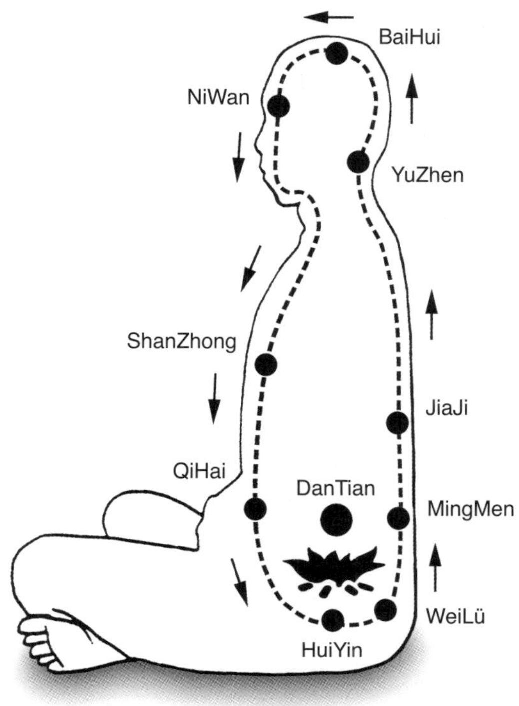

Abb. 33

Der kleine Qi-Kreislauf

Ihr Gesicht aus, massieren mit den Händen oder klopfen mit den Fingerspitzen Ihren Kopf wach und massieren Sie danach Ihre Schultern und Ihren Nacken. (siehe Seite 13)

Anmerkung

Nach gängiger Erfahrung sollten Sie bei XiaoZhouTian am Anfang das Qi zuerst nur im Dantian konzentrieren und noch nicht im Kreislauf führen. In der Regel sollten Sie ungefähr drei Monate bzw. 100 Tage lang so üben. Sie können diesen Prozess begünstigen, wenn Sie sich durch andere Übungen wie Dantian Qigong (siehe S. 88) darauf vorbereitet haben. Es empfiehlt sich, das Qi in seinem Kreislauf zu führen, wenn Sie es ohne Mühe im Dantian konzentrieren und das Qi-Gefühl im Dantian zum Beispiel in Form von Wärme, Kribbeln oder Dehnungsgefühl intensiv wahrnehmen können.

Das Qi sollten Sie relativ fließend, aber nicht hastig in den Kreislauf lenken. Beim Qi-Führen innerhalb des Kreislaufs sollten Sie das Qi stets deutlich wahrnehmen können. Wenn Sie das Qi-Gefühl nicht mehr deutlich spüren, sollten Sie ruhig auf Kosten des Flusses eine Weile an der Stelle bleiben. Sammeln bzw. konzentrieren Sie das Qi dort erneut. Erst wenn Sie es wieder deutlich spüren, können Sie den Kreislauf fortsetzen.

Chinesische Fachbücher sowie chinesische Kolleginnen und Kollegen geben an, dass es drei typische Stellen gibt, wo das Qi-Gefühl häufig ziemlich schwach wird beziehungsweise das Qi nicht oder nur mit Mühe vorbeigeführt werden kann. Chinesisch werden diese drei Stellen zusammen als San Guan (drei Engpässe oder Schranken) bezeichnet. Es gibt unterschiedliche Angaben, wo diese drei Punkte liegen. Häufig werden WeiLü, „Schwanzende" am Ende des Steißbeins, JiaJi, „Zwischen den Wirbeln" auf den Brustwirbeln in Höhe der unteren Schulterblattspitze, und YuZhen (Jadekissen) am Hinterkopf unter dem Höckerchen genannt.

Es ist von Vorteil, wenn Sie den Kreislauf stets mit deutlicher Qi-Wahrnehmung durchführen. Mit der Zeit pendelt sich der Qi-Fluss innerhalb des Kreislaufs ganz von allein ein und die Gesamtdauer der Übung wird dadurch verkürzt, ohne dass die Wirkung darunter leidet.

Wenn Sie den Verlauf dieses Qi-Kreislaufs nicht nachvollziehen können und deutlich spüren, können Sie ihn durch Markierung mittels Massage oder Drücken entlang des Verlaufs unterstützen. Es ist auch möglich, die Fähigkeit, das Qi zu lenken, mit Hilfe anderer Qigong-Übungen, die das Qi im Körper auf und ab bewegen, wie GuanQiFa (Seite 131) zusätzlich oder vorher zu schulen.

Einige Qigong-LehrerInnen in China vertreten allerdings die These, dass die Übung des Kleinen himmlischen Kreislaufs auch ohne ein intensives Qi-Gefühl ihre Wirkungen zeigt, wenn man den Weg des Qi lediglich mental deutlich nachzuvollziehen vermag. Manche Schulen setzen hierbei auch Visualisierung bzw. Imagination ein, um das Qi im Kreislauf zu führen. Dabei werden bestimmte Farben oder Gegenstände als Ersatz für das Qi-Gefühl herangezogen und ansonsten wie beschrieben geübt.

Manche Qigong-Schulen empfehlen, das Qi mit Hilfe der Atmung zu bewegen. Die Einatmung unterstützt dabei die Lenkung des Qi auf der Rückseite des Körpers von unten nach oben, während die Ausatmung das Qi auf der Vorderseite des Körpers von oben nach unten führt. Wenn man also das Qi auf der Körperrückseite nach oben führt, lässt man das Qi während des Einatmens nach oben steigen, so weit man bei einem Atemzug kommt. Während des Ausatmens bleibt man mit dem Qi bzw. mit seiner Konzentration an eben dieser Stelle und geht erst mit dem nächsten Einatmen weiter nach oben. Auf diese Weise bewegt man das Qi, bis man am Scheitel angekommen ist. Danach verfährt man analog mit dem Ausatmen, das heißt, man führt das Qi mit jedem Ausatmen ein Stück weiter nach unten, bis man schließlich wieder im Dantian oder – wenn man noch einen weiteren Kreislauf machen will – im HuiYin am Beckenboden gelandet ist. Später, wenn Sie das Qi besser steuern und ohne Mühe länger atmen können, wird es Ihnen auch gelingen, das Qi mit einem einzigen Einatmen zum Scheitel hinauf zu führen und mit einem einzigen Ausatmen wieder zu HuiYin herunterzuführen.

Zusatz 1

Nach Auffassung der traditionellen daoistischen Alchimie (NeiDan) gibt es drei Voraussetzungen für das Gelingen der Übung beim Kleinen oder Großen Qi-Kreislauf:

1.) DingQi, Kessel

Der Kessel, DingQi, ist ein Fachausdruck in der daoistischen Alchimie. Gemeint ist ein Ort im Körper, in dem das Qi kultiviert wird wie in einem Behälter. Dieser Ort hat eine ähnliche Funktion wie ein Kessel, in dem wertvolle Medikamente hergestellt werden. Beim Kleinen und Großen Qi-Kreislauf wird unser Dantian im Unterleib in der Regel als Kessel angesehen. Wichtig dabei ist, dass Übende einen guten gefühlsmäßigen Bezug zum Dantian haben und sich dort gedanklich klar konzentrieren können.

2.) YaoWu, Arznei

Unter dem Begriff Arznei, YaoWu, versteht man die körpereigenen Ausgangsmaterialien Jing-Essenz, Qi und Shen-Geist, mit denen bei den Übungen des Kleinen und des Großen Qi-Kreislaufs gearbeitet wird, daher auch innere Arznei. Die alten daoistischen Alchimisten legten großen Wert darauf, dass der ursprüngliche ererbte Teil von Jing-Essenz, Qi und Shen-Geist bei der Übung des Qi-Kreislaufs eingesetzt werden sollte. Die Übenden sollten dafür sorgen, dass diese drei Ausgangsmaterialien vor Beginn der Übung ausreichend vorhanden sind, indem sie die Kräfte nicht vergeuden, natürlich ruhig atmen und den Shen-Geist innerlich stabilisieren.

3.) HuoHou, Feuerkraft

Die daoistische Qigong-Schule versteht unter dem Begriff Feuerkraft eigentlich die Intensität der geistigen Energie (Shen-Geist), die beim Üben eingesetzt beziehungsweise mobilisiert wird. Beim Kleinen und Großen Qi-Kreislauf wird die Feuerkraft in der Regel durch die Steuerung der Atmung bestimmt. Es werden sanftes Feuer, WenHuo, und kräftiges Feuer, WuHuo, unterschieden. Es wird ein sanftes Feuer gemacht, wenn die Übenden ganz leise, ruhig, ohne Zwang und ohne besondere willentliche Steuerung atmen. Es wird kräftiges Feuer gemacht, wenn die Übenden ziemlich heftig, kraftvoll, betont und mit sehr bewusster geistiger Führung atmen.

Zusatz 2

In den traditionellen Qigong-Schulen setzen sich die Übungen mit dem Kleinen und Großen Qi-Kreislauf aus sechs Stufen zusammen:

1.) Das Xin-Herz schulen

Das Xin-Herz ist nach Auffassung der TCM der Sitz des Geistes. Hier ist damit gemeint, dass Übende in dieser ersten Stufe geistige Konzentration und innere Ruhe erlangen sollen, bevor sie zur nächsten Stufe übergehen. Dabei werden verschiedene Hilfsmaßnahmen eingesetzt wie beispielsweise die Aufmerksamkeit auf die Atmung zu lenken oder innerlich mit Worten zu arbeiten.

2.) Yao-Arznei bereitstellen

Wie oben erwähnt ist Yao-Arznei ein Fachausdruck der daoistischen Qigong-Schulen, der die elementaren Feinstoffe des Organismus – Jing-Essenz, Qi und Shen-Geist bezeichnet. In dieser Übungsstufe wird das Qi mit Hilfe des Shen-Geistes zum Dantian im Bauch geführt, um es dort zu kultivieren. Das verstärkte und vermehrte Qi im Dantian ermöglicht dem Organismus, Jing-Essenz zu gewinnen und zu mobilisieren.

3.) Yao-Arznei herstellen

Nach geduldigen Wiederholungen und nachdem man sich mühelos und intensiv im Dantian konzentrieren kann, spürt man allmählich bestimmte Reaktionen und Phänomene im Dantian. Die alten daoistischen Alchimisten nahmen an, dass sich das Qi nun zu Jing-Essenz materialisiert hat. Diese kann unterschiedliche Gestalt annehmen wie Wärme, ein Kribbelgefühl, Farben, An- oder Entspannung oder anderes. Manchmal spürt man, dass der Körper ganz leicht geworden ist, in der Luft schwebt oder leicht zuckt. Oft dauert dieser Zustand nur kurz an und er ist relativ störanfällig. Wenn man geistig für einen Moment abgelenkt wird, dann verschwindet dieses Phänomen augenblicklich. Außerdem kann der krampfhafte Wunsch, diese Stufe zu erreichen, das Erleben dieser Reaktionen zunichte machen. Hin und wieder wird auch von sexueller Erregung, Erektion oder orgasmusähnlichen Gefühlen berichtet.

4.) Die Yao-Arznei ernten

Nach der überlieferten Vorstellung sollte man das in der dritten Stufe materialisierte Qi „ernten". Früher wurde hier Geheimnistuerei betrieben und man empfahl viele spekulative Vorgehensweisen wie zum Beispiel die Speiseröhre mit Hilfe des Zwerchfells anheben, die Zunge gegen den Gaumen drücken und gleichzeitig mit geschlossenem Mund kräftig saugen, die Augäpfel mit geschlossenen Augen nach oben drehen oder kräftig einatmen und Luft anhalten usw. Heute geht man davon aus, dass solche Techniken nicht notwendig sind, um die Yao-Arznei zu ernten. Es genügt, wenn man sich im Dantian verstärkt konzentriert, um dann durch die geistige Konzentration imaginär das materialisierte Qi, gegebenenfalls bei der Einatmung, aufzunehmen. Wichtig ist aber, dass man das Ernten im Moment der maximalen Empfindung der oben genannten Phänomene ausführt. Diesen Zeitpunkt kann man nach wiederholtem Erleben feststellen.

5.) Den Kessel versiegeln
In der fünften Stufe atmet man ganz sanft eine Weile weiter, um die Yao-Arznei zu konservieren und sie für die nächste Stufe bereitzustellen. Diese fünfte Stufe wird in manchen Qigong-Schulen mit der sechsten Stufe zusammengelegt.

6.) Die Yao-Arznei kultivieren
Durch bewussten Einsatz des Atems leitet man die Yao-Arznei (das materialisierte Qi) aus dem Dantian heraus und über den Verlauf des kleinen Qi-Kreislaufs, also über Lenker- und Konzeptionsgefäß, zurück zum Dantian.

Anmerkung

Über die verschiedenen Methoden des Qi-Führens siehe auch DaZhouTian (Seite 108-110).

DaZhouTian – Der Große himmlische Kreislauf

DaZhouTian, der Große himmlische Kreislauf, gehört wie XiaoZhouTian, der Kleine himmlische Kreislauf, zu den elementaren Grundübungen des Qigong, die aus der daoistischen Schule stammen sollen. Der große Qi-Kreislauf baut auf dem kleinen Qi-Kreislauf auf. Daher sollten Sie zuerst den kleinen Qi-Kreislauf erlernen und beherrschen, bevor Sie sich mit dem großen Qi-Kreislauf befassen.

DaZhouTian wird von fast allen Qigong-Schulen intensiv gepflegt. Daher ist diese Übung nicht nur weit verbreitet, sondern wird auch auf sehr viele verschiedene Weisen geübt. Die Unterschiede bestehen vor allem in der Art der Qi-Führung und in der Auffassung bezüglich der Verlaufsbahnen.

Funktion

Ähnlich wie XiaoZhouTian hat DaZhouTian unter anderem das Ziel, das Qi ungehindert in seinen Bahnen fließen zu lassen und es bei Bedarf bewusst in bestimmte Richtungen zu lenken. Die Fähigkeit, das Qi willentlich zu steuern, wird geschult. Daher ist er neben dem kleinen Qi-Kreislauf die Basisübung für Qigong-Therapeutinnen, die WaiQiLiaoFa, Behandlung durch äußeres Qi, anwenden.

Dadurch, dass das eigene Qi über die Meridiane durch den ganzen Körper zirkuliert, wirkt der große Qi-Kreislauf enorm regulierend und stabilisierend auf die verschiedenen Meridiane und inneren Organe. Er eignet sich somit besonders gut zur Behandlung vieler Beschwerden und Funktionsstörungen der inneren Organe, Schmerzen und Lähmungen sowie für die Gesundheitserhaltung.

Ferner kann der große Qi-Kreislauf Qi zu Shen-Geist umwandeln. Gemeint ist hiermit, dass die geistigen Fähigkeiten durch die bewusste Führung des Qi in den vorgesehenen, relativ langen Verlaufsbahnen effizient geschult werden.

Vorbereitung

Der große Qi-Kreislauf wird in der Regel im Sitzen, manchmal auch im Liegen oder im Stehen praktiziert. Welche Körperhaltung Sie einnehmen, ist unwichtig. Wichtig ist, dass Sie die eingenommene Haltung während der gesamten Übungsdauer entspannt und ohne Mühe beibehalten können, damit Sie nicht bei der inneren Arbeit gestört werden.

Nehmen Sie eine der genannten Haltungen entspannt und bequem ein. Legen Sie die Zungenspitze direkt hinter den Zähnen an den Gaumen und schließen Sie den Mund locker. Atmen Sie ruhig durch die Nase ein und aus. Bleiben Sie zunächst eine Weile stehen, liegen oder sitzen, bis Sie ganz ruhig sind und sich konzentriert fühlen. Diesen Prozess können Sie unterstützen, indem Sie Ihre Atmung einfach nur beobachten, ohne sie zu manipulieren. Die Atmung wird dann von selbst ruhig, ein deutliches Zeichen für die Einkehr der inneren Ruhe.

Übungsablauf

Führen Sie das Qi aus dem Dantian über das Lenker- und das Konzeptionsgefäß auf der Mittellinie des Rumpfes (siehe Beschreibung des kleinen Qi-Kreislaufs, Seite 93) und dann über die verschiedenen Meridiane durch den ganzen Körper, um zum Schluss wieder zurück zum Dantian zu kommen. Es gibt unterschiedliche, oft unklare Beschreibungen der Qi-Verlaufsbahnen durch die Meridiane für den großen Qi-Kreislauf. Hier werden die drei gängigsten Variationen der Verlaufsbahnen vorgestellt, aus denen Sie eine für Ihre Übung aussuchen können. Welche davon Sie nehmen, ist von der Wirkung her relativ gleichgültig.

1. Freie Qi-Verlaufsbahnen

Wenn Sie das Qi deutlich im Dantian spüren, führen Sie es hinunter zum Punkt HuiYin (KG 1) am Damm, zwischen After und Genitalien. Leiten Sie es von hier aus zunächst auf einer Seite des Körpers über die Mitte der Innenseite von Oberschenkel, Knie und Unterschenkel (direkt über das Schienbein) zum inneren Fußknöchel. Weiter geht es über die Innenseite des Fußes zum Punkt YongQuan (N 1) auf dem vorderen Drittel der Fußsohle, nach vorne außen zur Außenkante der fünften Zehe, direkt neben dem Nagelbett, wo sich der Punkt ZhiYin (B 67) befindet.

Von ZhiYin (B 67) führen Sie das Qi weiter über die Außenkante des Fußes zum äußeren Knöchel, dann über die Mittellinie der Außenseite des Unterschenkels, das heißt zwischen Schienbein und Wadenbein, hinauf zum Knie. Über die Mittellinie der Außenseite des Oberschenkels geht es weiter zum äußeren Rollhügel (Trochanter major) und dann über das Gesäß zu YaoShu (LG 2) zwischen Steißbein und Kreuzbein.

Führen Sie das Qi weiter auf die andere Seite des Körpers wie oben beschrieben, aber in umgekehrter Reihenfolge, das heißt über die Außenseite des Beines zum Fuß und an der Innenseite des Beines zurück zu HuiYin (KG 1) am Beckenboden.

Leiten Sie das Qi weiter entlang der Wirbelsäule (Lenkergefäß) hinauf bis zu DaZhui (LG 14) unter dem Dornfortsatz des siebten Halswirbels (Prominens). Nun führen Sie das Qi – zuerst auf einer Seite des Körpers – weiter über die Schulter und auf der Rückseite des Schultergelenks über die Mittellinie der Rückseite des Oberarms bis zum Ellenbogen, dann zwischen Elle und Speiche bis zum Mittelpunkt des Handgelenks und schließlich über die Mittellinie des Handrückens bis zur Spitze des Mittelfingers.

Führen Sie das Qi zum Rumpf zurück, und zwar jeweils mittig über die Innenseiten des Mittelfingers, der Handfläche, des Handgelenks, des Unterarms zum Ellenbogen und weiter über die Vorderseite des Oberarms bis zur Vorderseite des Schultergelenks. Weiter geht es entlang des Schlüsselbeins zur Mittellinie des Brustkorbs, wo das Brustbein beginnt.

Anschließend führt man das Qi auf der anderen Seite des Körpers in umgekehrter Reihenfolge durch die Schulter und den Arm, um wieder zurück zu DaZhui zu kommen.

Über die Mittellinie auf der Rückseite des Körpers führen Sie das Qi weiter nach oben über den Nacken und den Hinterkopf zu BaiHui (LG 20) und von dort aus nach vorne über die Mittellinie des Kopfes zur Stirn und über die Nase und die Lippe zum Konzeptionsgefäß RenMai herunter.

Von der Unterlippe aus führen Sie das Qi weiter nach unten über die Mittellinie des Halses, des Brustkorbs und des Bauches zum Nabel, dann zu QiHai (KG 6) und schließlich zurück zum Dantian in die Tiefe des Bauches. Damit ist der gesamte Kreislauf von DaZhouTian beendet. Wenn Sie wollen, können Sie den Verlauf wiederholen.

2. Qi-Kreislauf nach den zwölf klassischen Meridianen

Wenn Sie das Qi durch den kleinen Kreislauf geführt haben, führen Sie es vom Dantian über Bauch und Brust hinauf zur äußeren Brusthälfte, etwa eine Daumenbreite unter dem äußeren Ende des Schlüsselbeins, wo der Punkt ZhongFu (Lu 1) lokalisiert wird. Führen Sie das Qi stets auf beiden Seiten des Körpers gleichzeitig.

Bewegen Sie das Qi entsprechend des Verlaufes des Lungenmeridians bis zu seinem letzten Punkt ShaoShang (Lu 11) neben dem äußeren Nagelbett des Daumens. Von hier aus führen Sie das Qi über den Daumen und die Innenseite des Zeigefingers bis zum inneren Nagelbett des Zeigefingers, wo sich der erste Punkt des Dickdarmmeridians ShangYang (Di 1) befindet.

Jetzt führen Sie das Qi entlang des Verlaufs des Dickdarmmeridians bis zu dessen letztem Punkt YingXiang (Di 20) neben den Nasenflügeln. Leiten Sie das Qi hinauf zur Augenhöhle, wo der Magenmeridian ChengQi (mit Ma 1) beginnt. Entlang des Verlaufes des Magenmeridians führen Sie das Qi weiter bis zu dessen letztem Punkt LiDui (Ma 45) am äußeren Nagelbett der zweiten Zehe.

Von der zweiten Zehe aus führen Sie das Qi weiter zum ersten Punkt des Milz-Pankreasmeridians YinBai (MP 1) am inneren Nagelbett der großen Zehe. Entsprechend dem Verlauf dieses Meridians leiten Sie das Qi weiter nach oben zum Brustkorb bis zu seinem letzten Punkt DaBao (MP 21).

Von hier aus führen Sie das Qi durch das Innere des Körpers in die Achselhöhle, wo der erste Punkt des Herzmeridians JiQuan (H 1) liegt. Weiter geht es entsprechend dem Verlauf des Herzmeridians zu dessen letztem Punkt ShaoChong (H 9).

Führen Sie das Qi von der Innenseite auf die Außenseite des kleinen Fingers, wo sich am äußeren Nagelbett der erste Punkt des Dünndarmmeridians ShaoZe (Dü 1) befindet. Entsprechend des Verlaufs dieses Meridians gehen Sie weiter zum Punkt TingGong (Dü 19), dem letzten Punkt des Dünndarmmeridians, vor dem äußeren Gehörgang.

Durch das Innere des Kopfes leiten Sie das Qi weiter zum inneren Augenwinkel, wo der erste Punkt des Harnblasenmeridians JingMing (B 1) liegt. Führen Sie es weiter entlang des Verlaufs des Harnblasenmeridians bis zu dessen letztem Punkt am äußeren Nagelbett der fünften Zehe, ZhiYin (B 67). Hierbei wird nur der innere Verlauf des Harnblasenmeridians am Rücken benutzt.

Von der kleinen Zehe aus führen Sie das Qi zur Fußsohle, wo der Nierenmeridian mit seinem ersten Punkt YongQuan (N 1) beginnt. Weiter geht es entlang des Verlaufes des Nierenmeridians nach oben zum Rumpf und dort zum Schlüsselbein und dem letzten Punkt des Nierenmeridians ShuFu (N 27).

Führen Sie das Qi zum ersten Punkt des Perikardmeridians TianChi (KS/P 1), eine Daumenbreite neben der Brustwarze, und von dort aus weiter entlang des Verlaufes dieses Meridians bis zur Kuppe des Mittelfingers, wo sich dessen letzter Punkt ZhongChong (KS/P 9) befindet.

Vom Perikardmeridian aus führen Sie das Qi zum ersten Punkt des Drei-Erwärmermeridians GuanZhong (3E 1) am äußeren Nagelbett des Ringfingers. Entlang des Verlaufes des Drei-Erwärmermeridians führen Sie es hinauf zum Kopf und zum letzten Punkt dieses Meridians SiZhuKong (3E 23) am äußeren Ende der Augenbrauen.

Sie führen das Qi weiter zum ersten Punkt des Gallenblasenmeridians TongZiLiao (G 1) am äußeren Augenwinkel und entlang des Verlaufes dieses Meridians herunter zum Fuß, zum letzten Punkt des Meridians ZuQiaoYin (G 44) am äußeren Nagelbett der vierten Zehe.

Über den Fußrücken führen Sie das Qi zum ersten Punkt des Lebermeridians DaDun (Le 1) am äußeren Nagelbett der großen Zehe und leiten es entlang des Verlaufes des Lebermeridians zurück zum Rumpf, und zwar zum letzten Punkt des Lebermeridians QiMen (Le 14) am Rippenbogen.

Damit ist der gesamte Verlauf des großen Qi-Kreislaufes nach den zwölf regulären Meridianen beendet. Führen Sie das Qi jetzt über das Konzeptionsgefäß zurück zum Dantian, um den Kreislauf zu wiederholen oder die Übung zu beenden.

Anmerkung

Eine genaue Beschreibung der einzelnen Meridiane finden Sie im Anhang.

3. Die Verlaufsbahnen nach den acht Sondermeridianen

Hier beginnen Sie mit dem Qi-Kreislauf erst, wenn Sie das Qi im Dantian gesammelt haben. Führen Sie es vom Dantian zum Punkt HuiYin (KG 1) am Beckenboden und dann nach hinten zum unteren Ende des Steißbeins, wo ChangQiang (LG 1) liegt. Weiter geht es entlang des Verlaufes des DuMai (Lenkergefäß) bis hinauf zum Scheitel, wo sich BaiHui (LG 20) befindet.

Über die Mittellinie des Kopfes führen Sie das Qi jetzt nach vorne zur Stirn und durch die Nase zum Mund. Mit Hilfe der Zunge, die Sie an den Gaumen legen, leiten Sie es zum RenMai (Konzeptionsgefäß) und führen es über RenMai hinunter zu QiHai (KG 6).

Führen Sie das Qi zurück nach innen zum Dantian und anschließend zum ChongMai (Vitalgefäß) zuerst auf einer Seite des Körpers. Der Chong Mai dringt direkt an der Kante des Schambeins an die Oberfläche. Dieser oberflächliche Verlauf des Vitalgefäßes ist identisch mit einem Teil des Nierenmeridians. Leiten Sie das Qi entsprechend des Verlaufes des ChongMai sowie dessen inneren Verbindungen zum Gesicht, und zwar zum Bereich der Mundhöhle und dann zurück zum Dantian, um dem Vitalgefäß auf der anderen Seite wie beschrieben zu folgen und dann wieder zum Dantian zurückzukehren.

Vom Dantian gehen Sie zum DaiMai (Gürtelgefäß) über. Direkt unter dem zweiten Lendenwirbel beginnend und dann entsprechend des Verlaufes umkreisen Sie den Körper, um wieder zurück zur Ausgangsposition und anschließend zum Dantian zu kommen.

Leiten Sie das Qi zum YinQiaoMai (Yin-Gefäß der Beweglichkeit) zuerst auf einer Seite des Körpers, beginnend am inneren Augenwinkel, wo JingMing (B 1) liegt, und dann entlang des Verlaufes des YinQiaoMai nach unten zur Innenseite des Fußes zum Punkt ZhaoHai (N 6).

Von ZhaoHai (N 6) aus führen Sie das Qi über die Innenseite des Fußes, die Fußsohle und die Außenseite des Fußes zu ShenMai (B 62) und dann entlang des Verlaufs des YangQiaoMai (Yang-Gefäß der Beweglichkeit) nach oben zum Kopfansatz, wo sich der Punkt FengChi (G 20) befindet.

Anschließend führen Sie das Qi zum YinWeiMai (Yin-Gefäß der Verbindung), und zwar an der Innenseite des Unterschenkels zu ZhuBin (N 9) und dann entlang des Verlaufes des YinWeiMai bis zu XuanJi (KG 21).

Führen Sie das Qi zu JinMen (B 63), wo YangWeiMai (das Yang-Gefäß der Verbindung) beginnt, und leiten es weiter entlang des Verlaufes des YangWeiMai bis zu dessen letztem Punkt FengFu (LG 16).

Führen Sie das Qi auf der anderen Körperseite in derselben Weise durch die acht Sondermeridiane. Zum Schluss führen Sie das Qi wieder zurück zum Dantian.

Abschluss

Nachdem Sie das Qi zurück zum Dantian geführt haben, verweilen Sie gedanklich einen Moment dort, um das Qi erneut zu sammeln. Dann bringen Sie Ihre Aufmerksamkeit zum Kopf, um wach zu werden. Massieren Sie bei Bedarf Kopf, Nacken und Schultern. (siehe auch Seite 13)

Zum Führen des Qi

Die verschiedenen Arten, das Qi zu führen beziehungsweise zu lenken, lassen sich grob in drei Kategorien unterteilen:

- Führen des Qi durch Lenkung des Bewusstseins
- Führen des Qi mit Hilfe der Atmung
- Führen des Qi mit Hilfe von Visualisierungen

1. Führen des Qi durch Lenkung des Bewusstseins

Bevor Sie mit dem Führen des Qi durch das Bewusstsein ohne gezielten Einsatz der Atmung beginnen, müssen Sie ein deutliches Qi-Gefühl im Dantian verspüren. Erst dann können Sie das Qi durch das Bewusstsein in die gewünschten Verlaufsbahnen lenken. Sollte sich das Qi-Gefühl im Verlauf der Qi-Führung abschwächen, können Sie jederzeit an der jeweiligen Stelle verharren und durch Sammeln des Bewusstseins, das heißt durch Konzentration auf die jeweilige Stelle, das Qi-Gefühl wieder intensivieren. Danach setzen Sie die Qi-Bewegung fort.

Diese Methode der Qi-Führung benötigt enorm hohe Konzentration und ist meist erst dann durchführbar, wenn Sie schon über ausreichende Erfahrung mit Qigong oder anderen Konzentrationsübungen verfügen.

2. Führen des Qi mit Hilfe der Atmung

Auch bei dieser Methode beginnen Sie mit dem Qi-Führen erst, wenn Sie ein deutliches Qi-Gefühl im Dantian spüren. Erst dann setzen Sie das Qi durch bewusste Atmung in bestimmten Verlaufsbahnen in Bewegung. In der Regel sollten Sie das Qi während der Einatmung hinauf, weiterführen und während der Ausatmung mit der Konzentration an Ort und Stelle bleiben; davon abweichende Variationen sind allerdings auch möglich. Das Herabführen des Qi, wird entsprechend umgekehrt gehandhabt.

Es spielt keine Rolle, wie weit Sie das Qi innerhalb der vorbestimmten Verlaufsbahnen während eines Atemzuges fortbewegen können. Wichtig ist, dass Sie das Qi-Gefühl während der Fortbewegung immer deutlich wahrnehmen.

Der Vorteil dieser Methode ist, dass das Qi-Gefühl durch den bewussten Einsatz der Atmung leichter in seiner Deutlichkeit zu erhalten ist. Außerdem fördert sie die Aufmerksamkeit beziehungsweise die Konzentration und erleichtert es dadurch, das Qi in bestimmen Verlaufslinien zu lenken. Daher eignet sich diese Methode auch besonders für Menschen, die noch nicht lange Qigong üben.

3. Qi-Führung mit Hilfe von Visualisierungen

Versuchen Sie, das Qi zu visualisieren als Farbe, als Bild oder in Form von bestimmten Gestalten, wie Kugeln, kleinen Tierchen oder auch einfach als Wärmestrahl. Führen Sie es dann in dieser individuellen Gestalt durch die Verlaufsbahnen. Sie können das solchermaßen visualisierte Qi durch bewusste Führung oder mit Hilfe der Atmung lenken.

Diese Methode hat den Vorteil, dass Sie das Qi in einer vertrauten Gestalt leichter fixieren und wahrnehmen können. Sie wird gerne von Übenden angewandt, die das Qi bereits bei anderen stillen Qigong-Übungen in eben solcher Gestalt haben spüren können.

Ungeachtet dessen, welche der Methoden angewandt wird, hängt die Wirkung von der Intensität ab, mit der das Qi wahrgenommen wird. Je deutlicher das Gefühl für das Qi während der ganzen Übung ist, desto stärker ist die Wirkung der Übung. Aus diesem Grund sind alle drei Methoden unabhängig von ihren spezifischen Schwierigkeiten oder Vorzügen letztlich gleichwertig.

Anmerkung

Siehe auch die Zusätze 1 und 2 des Kleinen himmlischen Kreislaufs (Seite 97-98)

LiuYinGong – Sechs heilende Laute

LiuYinGong ist eine Qigong-Übung, die seit den Entstehungszeiten des Qigong bekannt und in China sehr verbreitet ist. Da die sechs Laute im Chinesischen jeweils durch ein Wort beziehungsweise Schriftzeichen ausgedrückt werden, heißt die Übung auch LiuZhiJue, die Methode der sechs Zeichen. Sie wird von vielen Qigong-Schulen als Standardübung angesehen. Es gibt mehrere Variationen von LiuYinGong. Meist wird sie mit Bewegungen im Stehen ausgeführt. Die hier vorgestellte Übungsform wurde vom Autor so modifiziert, dass sie als stilles Qigong ausgeführt werden kann.

Funktion

Nach Auffassung chinesischer Qigong-Schulen und der chinesischen Medizin wirken die sechs verschiedenen Laute entsprechend der WuXing, der fünf Elemente beziehungsweise Wandlungsphasen gezielt auf die verschiedenen Funktionskreise, die mit inneren Organen, Emotionen etc. verbunden sind (siehe Seite 180). Neben den bekannten Wirkungen der stillen Qigong-Übungen im Sitzen können sie daher gezielt auch die verschiedenen Organe, Meridiane und Emotionen beeinflussen. Deshalb wird LiuYinGong gerne bei vielen chronischen Beschwerden und Erkrankungen der inneren Organe eingesetzt. Ferner wirkt es auch deutlich bei hohem Blutdruck, psychosomatischen Beschwerden und Schlafstörungen.

Vorbereitung

Nehmen Sie eine bequeme und aufrechte Haltung ein. Es spielt keine Rolle, welche der in diesem Buch vorgestellten Sitzhaltungen das ist. Wichtig ist, dass Sie die eingenommene Haltung entspannt und ohne Mühe bis zum Übungsende beibehalten können. Bevor Sie mit der Übung beginnen, versuchen Sie zunächst sich innerlich zu sammeln. Lenken Sie Ihre Aufmerksamkeit auf die Atmung, ohne sie dabei bewusst zu manipulieren, bis Sie innerlich ruhig werden.

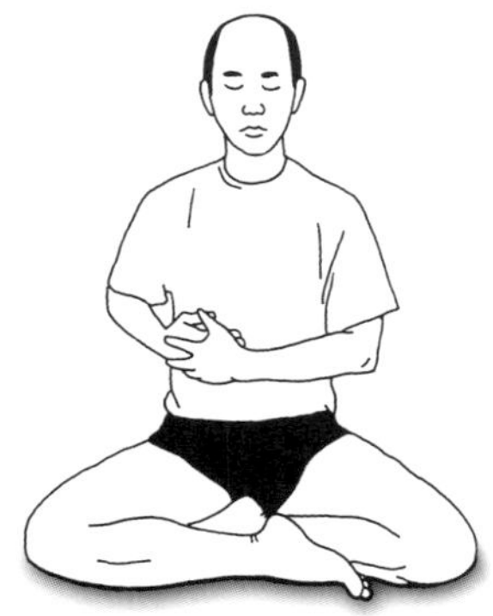

Abb. 34

1. Silbe / Xü (Sü)

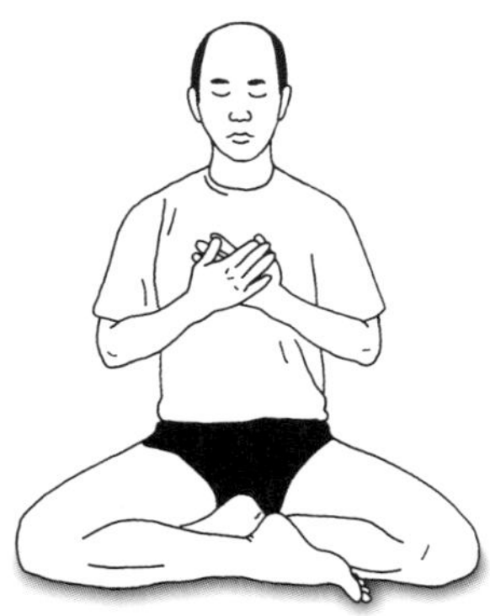

Abb. 35

2. Silbe / Ke (Kə /Kö)

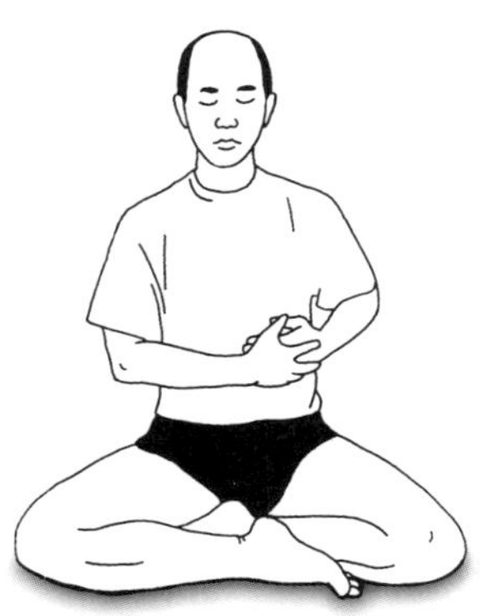

Abb. 36

3. Silbe / Hu

Übungsablauf

Führen Sie Ihre Aufmerksamkeit zusammen mit der Atmung nach unten zum Dantian im Bauch. Atmen Sie ruhig und tief weiter und bleiben mit Ihrer Aufmerksamkeit im Dantian, bis Sie sich gedanklich gesammelt haben. Erst dann beginnen Sie, die heilenden Laute zu intonieren.

Sprechen Sie die sechs heilenden Laute beim Singen klar und für sich selbst deutlich hörbar aus. Bevor Sie mit dem ersten Laut beginnen, atmen Sie ruhig und ohne Eile ein und aus. Wählen Sie keine bestimmte Tonlage, sondern lassen Sie den Ton einfach entstehen. Singen Sie, wie es für Sie stimmig ist, aber forcieren sie es nicht, singen Sie nicht zu laut. Während Sie die einzelnen Laute singen, legen Sie Ihre Hände jeweils auf die Körperregion, in der das dem jeweiligen Laut zugeordnete Organ liegt. Machen Sie jeweils eine kurze Pause nach dem Singen der einzelnen Laute, bevor Sie den nächsten Laut singen. Legen Sie die Zungenspitze direkt oberhalb der oberen Schneidezähne an den Gaumen und machen Sie einige ruhige Atemzüge.

1.) Beginnen Sie mit dem Laut für das Element Holz und den Funktionskreis Leber/Gallenblase. Legen Sie Ihre Hände auf den rechten Oberbauch beziehungsweise den rechten Rippenbogen und singen Sie den Laut „Xü", gesprochen: Sü.

2.) Der nächste Laut entspricht dem Element Feuer und dem Funktionskreis Herz/Dünndarm. Legen Sie Ihre Hände auf die Mitte des Brustbeins und singen Sie den Laut „Ke", gesprochen: 'Kə, ähnlich wie kö.

3.) Der dritte Laut spricht das Element Erde und den Funktionskreis Milz/Magen an und ist „Hu", gesprochen: Hu. Legen Sie Ihre Hände auf den linken Rippenbogen beziehungsweise auf den Oberbauch über Milz, Pankreas und Magen.

4.) Der vierte Laut „Se", gesprochen: Sə, ähnlich wie sö oder lautloses S, gehört zum Element Metall und dem Funktionskreis Lunge/Dickdarm. Legen Sie Ihre Hände auf den oberen Brustkorb, und zwar jeweils links und rechts unterhalb des Schlüsselbeins. Achten Sie dabei darauf, dass Sie die Schultern nicht hochziehen.

5.) Der fünfte Laut entspricht dem Element Wasser und dem Funktionskreis Niere/Blase. Legen Sie Ihre Hände links und rechts neben die Lendenwirbelsäule auf die Nierenregion und singen Sie „Chui", gesprochen: 'tschu'e'i).

6.) Der sechste Laut ist „Xi", gesprochen: Si, und entspricht dem Dreifachen Erwärmer. Legen Sie die linke Hand auf die Mitte des Brustbeins und die rechte Hand auf das Dantian im Bauch.

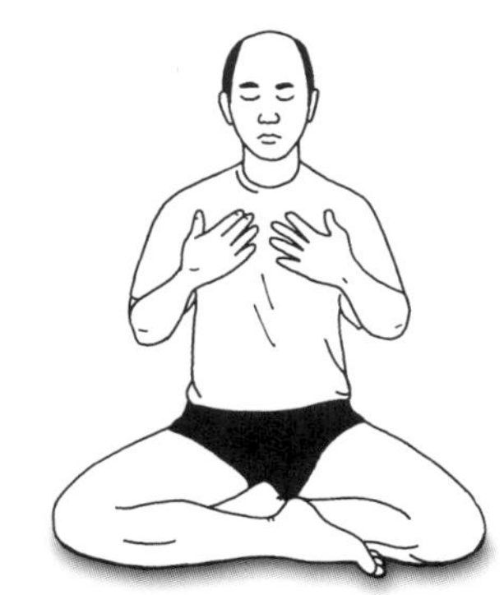

Abb. 36

4. Silbe / Si (Sə /Sö)

Wenn Sie alle sechs Laute der Reihe nach gesungen haben, bleiben Sie eine Weile ruhig und lassen die Vibrationen, die Sie beim Singen erzeugt haben, nachwirken. Nach einer Weile wiederholen Sie dann das Singen der sechs Laute je nach Belieben drei- bis fünfmal hintereinander.

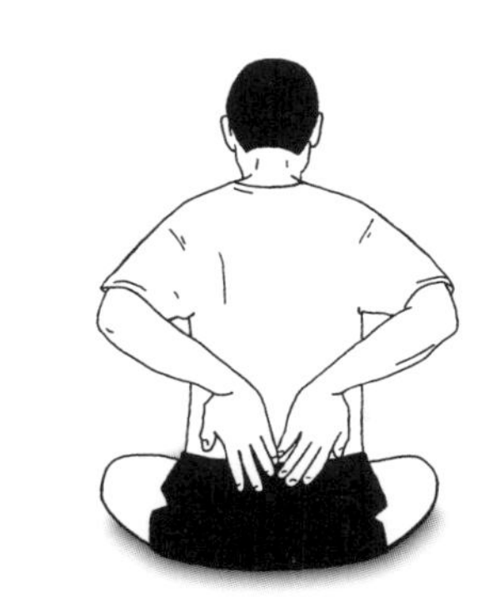

Abb. 37

5. Silbe / (Chui / tschu'e'i)

Abschluss

Zum Abschluss bleiben Sie eine Weile ruhig sitzen, bis Ihre Atmung wieder ganz ruhig ist. Dann führen Sie Ihre Aufmerksamkeit zum Kopf zurück, um langsam wach zu werden. Erst wenn Sie wieder ganz präsent sind, öffnen Sie die Augen und beenden damit die Übung. Anschließend können Sie das Gesicht und den Kopf sanft massieren. (siehe Seite 13).

Anmerkung

Üblicherweise werden die Laute im Sinne der Mutter-Sohn-Beziehung (siehe Seite 182) der Reihe nach gesungen, wie sie oben dargestellt sind, um eine Harmonisierung oder Stärkung der Funktionskreise zu erreichen. Der Laut Xi ist dem Funktionskreis Perikard/Dreifacher-Erwärmer beziehungsweise den drei Dantian im Körper zugeordnet und hat eine harmonisierende Wirkung auf den gesamten Organismus. Er dient als Abschluss.

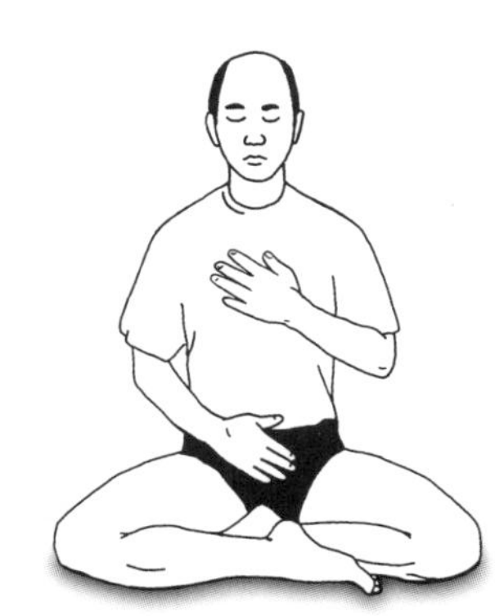

Abb. 38

6. Silbe / Xi (Si)

Die sechs heilenden Laute werden in China je nach Region sehr unterschiedlich ausgesprochen. Die hier angegebene Aussprache richtet sich nach der Aussprache des Amtschinesisch, der offiziell empfohlenen Aussprache aus der Hauptstadtregion Peking. Ob die verschiedenen Aussprachen die Wirkung dieser Übung beeinflussen, lässt sich nach heutigem Wissensstand noch nicht feststellen. Tatsache ist, dass die unterschiedliche Aussprache der Laute und die verschiedenen Tonlagen jeweils unterschiedliche Frequenzen (Vibrationen) bedingen und dass diese jeweils verschiedene Körperteile mehr oder weniger ansprechen. Manche Laute fühlt man deutlicher in den oberen Körperteilen, manche mehr im Bauchraum. Sicher ist, dass das Handauflegen auf bestimmte Körperregionen die Wirkung der Laute auf den jeweiligen Funktionskreis verstärkt, weil dadurch ein direkter Bezug zwischen der Bewusstheit, der Qi-Lenkung, der Vibration und dem jeweiligen Funktionskreis hergestellt wird.

Eine Variation der Vorgehensweise dieser Übung ist, dass Sie beim Singen gedanklich den Verlauf der dazugehörigen Meridiane (siehe Anhang) nachvollziehen. Beim Laut Xü verfolgen Sie den Verlauf von Leber- und Gallenblasenmeridian, bei Ke den Verlauf von Herz- und Dünndarmmeridian, bei Hu den Verlauf von Milz-Pankreas- und Magenmeridian, bei Si den Verlauf von Lungen- und Dickdarmmeridian, bei Chui den Verlauf von Nieren- und Harnblasenmeridian und bei Xi den Verlauf von Perikard- und Drei-Erwärmermeridian. In China sind auch andere Zusammensetzungen der Meridiane für den jeweiligen Laut bekannt. Zum Beispiel Leber- und Drei-Erwärmermerdian für den Laut Xü, Herz- und Harnblasenmeridian für Ke, Milz-Pankreas- und Dickdarmmeridian für Hu, Lungen- und Magenmeridian für Si, Nieren- und Dünndarmmeridian für Chui und Perikard- und Gallenblasenmeridian für Xi.

Wenn Sie diese Übung nicht im Sitzen machen wollen, können Sie sie auch im Stehen oder in halbliegender Position mit hoch gelagertem Oberkörper ausführen.

WuCai Qigong – Fünf-Farben-Meditation

WuCai Qigong ist der Überlieferung nach ein stilles Qigong, das auf alten daoistischen Praktiken und auf der Lehre der fünf Elemente beziehungsweise fünf Wandlungsphasen der Traditionellen Chinesischen Medizin beruht. Demnach nimmt die jeweilige Farbe Einfluss auf den zugehörigen Funktionskreis und eine bestimmte Emotion (siehe Seite 181).

Funktion

Neben den allgemeinen Wirkungen der stillen Qigong-Übungen im Sitzen kann die Fünf-Farben-Meditation insbesondere die Funktionsfähigkeit der jeweiligen Organe verbessern, die Emotionen harmonisieren und psychisch stabilisieren. Sie kann helfen, besser mit den eigenen Emotionen zurechtzukommen und richtig mit ihnen umzugehen. (siehe auch die weitere Beschreibung der Funktionen bei der jeweiligen Variante des Übungsablaufs)

Vorbereitung

Nehmen Sie eine angenehme, entspannte und aufrechte Haltung ein. Welche Sitzhaltung das ist, spielt keine Rolle. Wichtig ist, dass Sie die eingenommene Haltung bis zum Übungsende entspannt und ohne Mühe beibehalten können. Sammeln Sie zunächst Ihre Aufmerksamkeit und atmen Sie dabei bewusst ein und aus, ohne Ihre Atmung auf irgendeine Weise zu manipulieren. Warten Sie einen Moment, bis Sie innerlich ruhig werden.

Übungsablauf

Lenken Sie das Qi, eventuell mit Hilfe der Atmung, zum Dantian im Bauch und konzentrieren Sie sich dort eine Weile, bis Sie ein deutliches Gefühl im Dantian bekommen. Erst danach sollten Sie mit der Übung beginnen. Gewöhnlich wird WuCai Qigong in den folgenden zwei Varianten praktiziert.

Erste Variante

Lassen Sie die fünf Farben der Reihe nach durch Visualisierung im Dantian sichtbar werden: zuerst Blaugrün, dann Rotorange, Gelbbraun, Weißmetallisch und zum Schluss Schwarzviolett (siehe Farbspektrum auf der Rückseite des Buches). Sie können die Farben entweder allmählich entstehen und wieder verschwinden lassen, so dass sie ineinander übergehen, oder Sie wechseln ohne Übergang von einer Farbe in die nächste. Bewahren Sie die jeweilige Farbe zwei bis drei Minuten in Ihrem Dantian. Wiederholen Sie den Vorgang bei Bedarf zwei- bis dreimal bei jeder Sitzung.

Anmerkung

Es ist durchaus möglich, dass die verschiedenen Farben sich Ihnen in unterschiedlicher Deutlichkeit und Intensität zeigen. Eine gängige Interpretation dafür ist, dass es sich hierbei um normale Schwankungen handelt, die von der momentanen Tagesverfassung der einzelnen Elemente beziehungsweise Funktionskreise abhängen. Nach Auffassung der Traditionellen Chinesischen Medizin unterliegen solche Schwankungen dem normalen physiologischen Rhythmus der Funktionsaktivitäten der verschiedenen inneren Organe und Systeme in einem gesunden Organismus.

Tritt allerdings unabhängig von der Tageszeit eine abweichende Farbintensität (zu schwach oder zu stark) immer wieder auf, könnte dies eine Störung im Sinne einer Unter- oder Überfunktion des jeweiligen Funktionskreises andeuten. Eine definitive Aussage über eine solche Fehlfunktion lässt sich aber erst durch eine eingehende Untersuchung feststellen. Konsultieren Sie also gegebenenfalls jemanden, der oder die Traditionelle Chinesische Medizin praktiziert.

Funktion

Diese erste Variation der Übung führt bei regelmäßiger Wiederholung dazu, dass die Farben sich mit der Zeit in ihrer Intensität ausgleichen. Das weist auf eine Harmonisierung der verschiedenen Funktionskreise und Emotionen durch die Übung hin. Man geht davon aus, dass eine vorher bestehende Unter- oder Überfunktion durch diese Qigong-Übung und die dadurch eingeleitete Regulation allmählich beseitigt werden kann. Aufgrund ihrer regulativen Funktion wird diese erste Vorgehensweise des WuCai Qigong auch bei gesunden Menschen zur Krankheitsvorbeugung und zur Stabilisierung der eigenen Gesundheit eingesetzt.

Zweite Variante

Suchen Sie sich bewusst eine bestimmte Farbe aus, auf die Sie sich konzentrieren, zum Beispiel eine, die besonders stark oder schwach im Dantian erscheint oder die Sie in besonderer Weise anspricht, so dass Sie bei dieser Farbe ein besonders angenehmes oder auch unangenehmes Gefühl wie Angst oder Unruhe empfinden.

Funktion

Farben, die positive Empfindungen auslösen oder positive Erlebnisse hervorrufen, können das Qi verstärken und Ihre innere Stabilität verankern. In der Regel hellen diese Farben Ihre Stimmung auf und helfen außerdem, bestehende Krankheiten sowie Unwohlsein zu lindern oder zu beseitigen.

Eine Farbe, die ein unangenehmes Gefühl hervorruft, kann ein Zeichen für eine momentane Störung des entsprechenden Funktionskreises sein. Ebenso kann sie auf emotional belastende, unverarbeitete Erlebnisse hinweisen.

In der Qigong-Praxis wird empfohlen, geduldig weiter mit diesen Farben zu meditieren, um so auf nonverbale Weise die Angst vor diesen Erlebnissen abzubauen beziehungsweise die Hemmung zu überwinden. Dabei kann es vorkommen, dass die unverarbeiteten Erlebnisse wieder erlebt werden. In diesem Fall empfiehlt sich das Gespräch mit einer erfahrenen Qigong-Lehrerin oder einem Qigong-Lehrer. Diese können Ihnen möglicherweise Hinweise geben, die Ihnen helfen, mit der Situation umzugehen und leichter damit fertig zu werden. In manchen Fällen ist es ratsam, eine kompetente Psychotherapie aufzusuchen, um die negativen Erlebnisse besser verarbeiten zu können.

Abschluss

Bei beiden Varianten des WuCai Qigong beschließen Sie die Übung damit, dass Sie die zuletzt visualisierte Farbe langsam aus dem Dantian verschwinden lassen und noch für etwa eine Minute mit Ihrer Konzentration im Dantian bleiben, um dann die Aufmerksamkeit nach oben zum Kopf zurückzuführen. Wenn Sie sich wieder wach fühlen, öffnen Sie die Augen und beenden die Übung. Zum vollständigen Aufwecken massieren Sie abschließend ganz leicht Ihr Gesicht und Ihren Kopf. (siehe Seite 13)

Übungen im Stehen – ZhanGong

Einführung

Es gibt zahlreiche Qigong-Übungen im Stehen. Die meisten werden mit Bewegungen kombiniert, nur wenige werden ohne oder nur mit geringen Bewegungen ausgeführt. Diese stillen Qigong-Übungen im Stehen gehören zu der Gattung ZhanZhuang, „Stehende Säule“. Auch die weitere in diesem Buch vorgestellte Übung im Stehen GuanQiFa, Qi-Fluss-Übung, ist eigentlich eine Variation von ZhanZhuang in Kombination mit Qi-Führung, einer Methode, die vom Kleinen und Großen Qi-Kreislauf (Xiao- oder DaZhouTian) bekannt ist.

Funktion

Die stillen Übungen im Stehen trainieren den Bewegungsapparat besonders effektiv, denn sie werden in einer bestimmten Körperhaltung geübt, die zum einen eine gewisse Entspannung voraussetzt, zum anderen aber erhebliche statische Muskelarbeit bedeutet. Das regelmäßige Üben entwickelt Stabilität und Ausdauer, die sich in besserer Belastbarkeit bei körperlicher Anstrengung und Stress zeigen.

Eine weitere Besonderheit der stillen Qigong-Übungen im Stehen ist, dass die Übenden angehalten werden, teilweise ermüdende Haltungen beizubehalten und sich dennoch loszulassen. Dies schult eine Fähigkeit, die im Qigong stets erforderlich ist, nämlich „ruhig sein in Aktivität, achtsam sein in Ruhe“. Man trainiert so, achtsam zu sein und doch Ruhe zu bewahren, sich in Stresssituationen besser loszulassen und zugleich überlegt zu reagieren.

Die stillen Qigong-Übungen im Stehen erfordern noch mehr Geduld und Ausdauer als die Übungen im Sitzen. Sie konfrontieren durch ihre Schlichtheit und Bodenständigkeit damit, wie gut es zur Zeit um die eigenen körperlichen Fähigkeiten tatsächlich bestellt ist. Denn man kann sich beim Üben nicht durch Tricks durchmogeln. Dadurch werden Übende gezwungen, die Realität anzunehmen und realistisch, auf der Grundlage des momentanen körperlichen Zustands, Schritt für Schritt zu üben. Dies kann positiv als Schulung der eigenen Persönlichkeit wirken.

Körperhaltung

Für die Qigong-Übungen, die im Stehen durchgeführt werden, gibt es jeweils spezifische Haltungen, auf die im Zusammenhang mit den einzelnen Übungen hingewiesen wird. Drei verschiedene Haltungen werden im Stand häufig eingenommen.

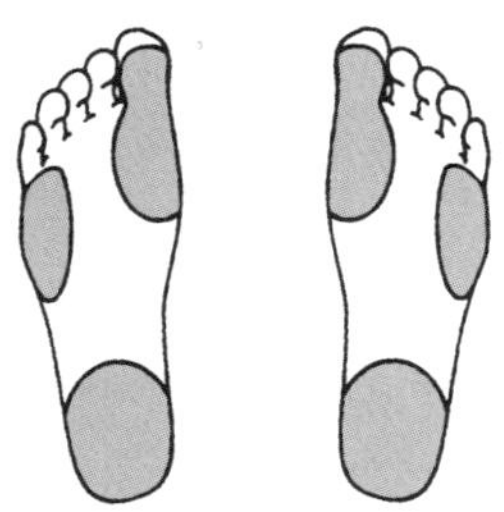

Abb. 39

Die drei Stützpunkte der Fußsohlen

1. KaiLiBu
Offene Standhaltung

Sie stehen ganz normal. Die Knie werden weder durchgedrückt noch gebeugt, sondern sind entspannt und locker. Der Abstand zwischen beiden Füßen beträgt zehn bis zwanzig Zentimeter. Verteilen Sie Ihr Körpergewicht gleichmäßig auf beide Füße. Benutzen Sie dabei innere und äußere Fußballen und die Fersen als Standfläche. Sie bilden die drei Stützpunkte der Fußsohlen.

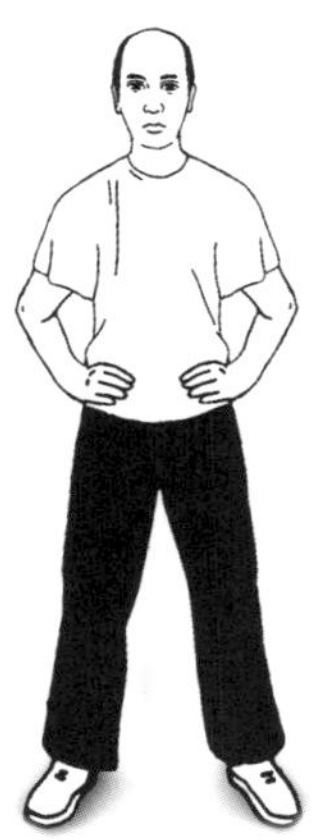

Abb. 40

KaiLiBu

Bringen Sie Oberkörper und Kopf in eine entspannte Gerade, dabei wird die Wirbelsäule relativ senkrecht aufgerichtet. Strecken Sie den Kopf dabei mit dem Scheitel nach oben und halten Sie das Kinn zurück. Achten Sie darauf, dass Sie den Kopf weder nach unten gegen den Hals drücken, noch nach hinten kippen. Sorgen Sie dafür, dass Sie nicht im Hohlkreuz stehen oder den Brustkorb herausstrecken. Lassen Sie das Kreuzbein sinken, indem Sie die Hüftgelenke und die Beine lockern, ohne sie zu beugen. Achten Sie außerdem darauf, dass Ihre Schultern unabhängig von der Position der Hände und Arme locker herabhängen und Ihre Hüften und Beine während der Übung entspannt bleiben.

2. MaBu
Reiterstellung

Die Füße stehen schulterbreit oder weiter auseinander, je nachdem, wie tief Sie die Knie beugen. Werden die

Beine nur wenig gebeugt, genügt ein schulterbreiter Abstand. Die Fußspitzen zeigen nach vorne und die Füße stehen parallel zueinander, wenn es nicht anders empfohlen wird. Beugen Sie die Knie tiefer, sollte der Abstand der Füße eineinhalb bis zwei Schulterbreiten betragen. Richten Sie die Fußspitzen jetzt leicht nach außen, damit die Bänder an den Gelenken nicht überstrapaziert werden. Verteilen Sie das Körpergewicht gleichmäßig auf beide Füße und benutzen Sie zum Stehen die drei Stützpunkte der Fußsohlen – innere und äußere Fußballen und die Fersen.

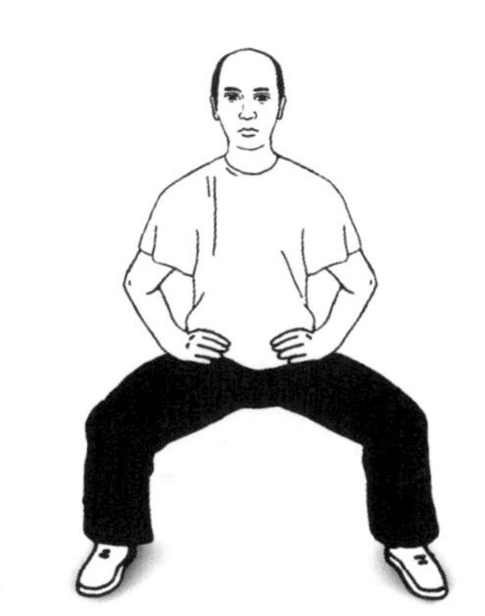
Abb. 41

Tiefer MaBu

Wichtig ist, dass Sie kein Hohlkreuz machen. Kippen Sie das Kreuzbein leicht nach hinten, so dass es eine natürliche Gerade mit der Wirbelsäule bildet. Die Aufrichtung der gesamten Wirbelsäule ist maßgebend für die aufrechte und entspannte Körperhaltung.

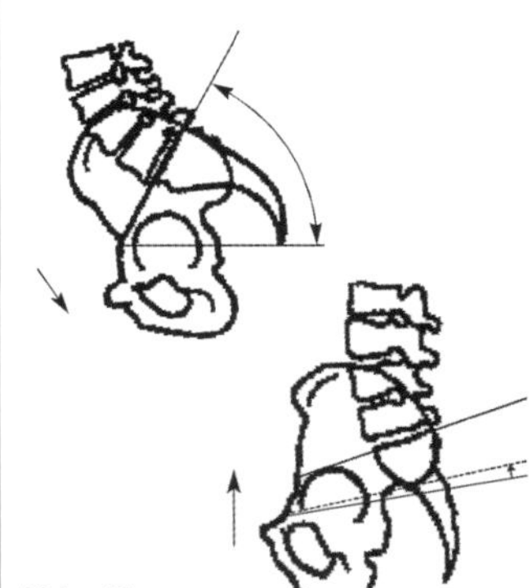
Abb. 42

Die Haltung der Wirbelsäule

Strecken sie den Kopf mit dem Scheitel nach oben und halten Sie das Kinn zurück. Achten Sie darauf, dass Sie das Kinn nicht gegen den Hals drücken und der Kopf nicht nach hinten kippt. Sorgen Sie dafür, dass Sie den Oberkörper nicht nach vorne beugen oder nach hinten kippen. Entspannen Sie Ihren ganzen Körper, besonders Schultern, Hüften und Beine. Lassen Sie Schultern, Arme und Hände locker hängen. Auch wenn es Ihnen in dieser Haltung noch schwer fallen mag, achten Sie darauf, dass alle Gelenke und Muskeln während der gesamten Übungsdauer entspannt bleiben. Beugen Sie die Knie nur so weit, wie es Ihnen möglich ist, ohne sich zu verspannen! Versuchen Sie nicht, durch Anspannung der Muskeln, vor allem in den Beinen, den Stand zu halten. Nur wenn Sie entspannt stehen, können Sie die Übungen in dieser Haltung ausführen und die notwendige Dauer – in der Regel zwischen fünfzehn und dreißig Minuten – durchhalten, ohne sich zu überanstrengen.

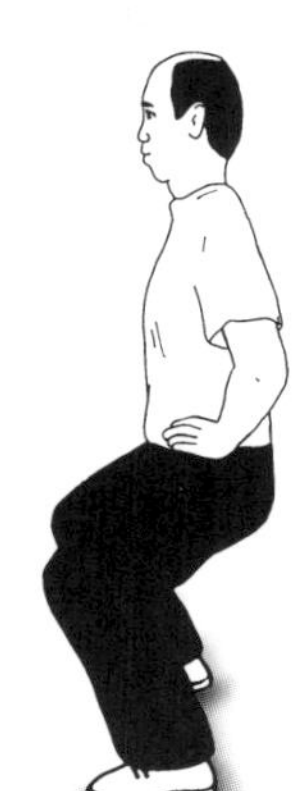
Abb. 43

Dle Haltung des Oberkörpers beim MaBu von der Seite

3. XuBu
„Leere"-Schritt

Im XuBu stehen Sie praktisch auf einem Bein, das das Hauptgewicht Ihres Körpers trägt. Das andere Bein be-

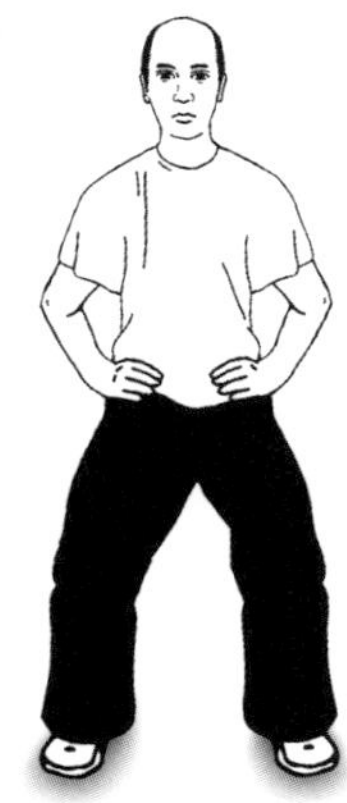
Abb. 44

Hoher MaBu

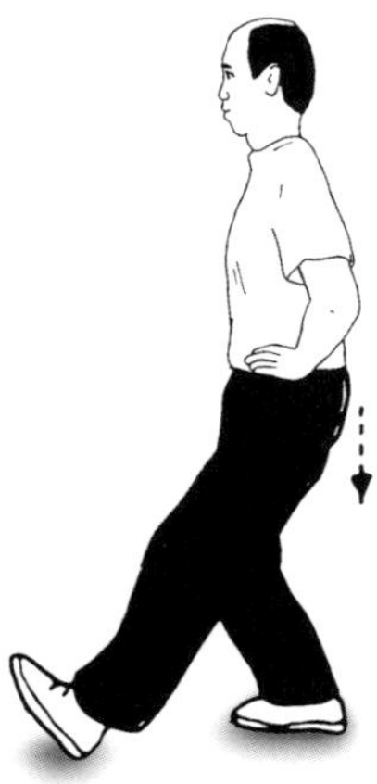
Abb. 45

XuBu

rührt zwar den Boden, trägt aber nur einen geringen Teil des Körpergewichts, in der Regel nicht mehr als 20 bis 30 Prozent, bei manchen Übungen und Schulen sogar weniger als fünf Prozent. Das belastete Bein wird gebeugt. Sie stehen auf den drei Stützpunkten des Fußes. Hüft- und Kniegelenk sind locker.

Die Haltung von Rumpf und Becken ist genau wie bei MaBu. Wichtig ist, dass beide Hüften trotz der unterschiedlichen Position der Füße in einer Ebene sind und nicht eine der Hüften seitlich schief gehalten wird. Das andere Bein wird locker nur ganz wenig gebeugt. Bei sehr hohem Stand kann es auch locker gestreckt sein, ohne dass es durchgedrückt wird. Der Fuß nimmt unterschiedliche Positionen ein, je nach den Erfordernissen der Übung. Er berührt den Boden entweder mit dem Ballen oder mit der Ferse. Der Abstand zwischen vorderem und hinterem Fuß ist abhängig davon, wie tief Sie das Knie beugen. Der Abstand zwischen den beiden Füßen in der Breite, wenn sie nebeneinander stünden, beträgt maximal die Breite Ihrer Faust.

Auch hier sollten Sie nicht versuchen den Stand durch Anspannen der Muskeln zu halten. Vielmehr sollten Sie die Muskeln loslassen und die Gelenke lockern, um die benötigte Dauer der jeweiligen Übung ohne Mühe durchzuhalten.

Gesicht und Blick

Legen Sie die Zungenspitze locker an den Gaumen und schließen Sie den Mund leicht. Öffnen Sie die Augen weit, ohne einen bestimmten Punkt zu fixieren oder bewusst wahrzunehmen. Schließen Sie die Augen nur für einen kurzen Moment, wenn Sie Ihre Körperhaltung gefühlsmäßig überprüfen wollen. Ansonsten wird empfohlen, die Augen während der ganzen Übungsdauer geöffnet zu halten.

Abschluss der Übung

Wenn Sie die Übung beenden wollen, aktivieren Sie zuerst Ihre Aufmerksamkeit, um ganz präsent in der Gegenwart zu sein. Holen Sie den Blick aus der Ferne zurück und atmen Sie tief durch, bei Bedarf zwei- bis dreimal. Danach kommen Sie wieder zu einem normalen Stand, und führen die Hände neben die Beine zurück. Massieren Sie anschließend das Gesicht, um die Augen herum, Kopf, Nacken, Schultern und Arme. Klopfen Sie eventuell auch Rücken und Beine ab. Bei Bedarf schütteln Sie die Arme und die Beine für eine Weile.

Anmerkung

Die entspannte Aufrichtung der Wirbelsäule und damit des Rumpfes und die Lockerung der Gelenke und Muskeln tragen dazu bei, dass das Qi ungehindert in seinen Bahnen, den Meridianen, fließen kann. Außerdem bildet diese entspannte Haltung eine günstige Ausgangsposition für verschiedene Haltungen der Arme und Hände sowie für unterschiedliche Bewegungen der Arme und Beine. Auf diese Weise können die Qigong-Übungen korrekt und ohne Anstrengung ausgeführt werden.

Die stillen Qigong-Übungen erfordern entspannte Muskeln und ein Mindestmaß an körperlicher Stabilität, besonders in Schultern, Armen und Beinen. Daher sollten Sie langsam und geduldig üben. Nehmen Sie sich die erforderliche Zeit, damit Sie körperlich den Anforderungen der jeweiligen Übung gewachsen sind. Nur so können Sie sie in Ruhe und entspannt zu Ende führen und die erwünschten Wirkungen genießen. Überfordern Sie sich nicht, indem Sie die Übungsdauer voreilig in die Länge ziehen.

ZhanZhuang – Stehende Säule

ZhanZhuang, die „stehende Säule“ oder der „stehende Pfahl“, gehört zu den grundlegenden Qigong-Übungen in China. Sie wird in jeder Wushu-Schule (Kampfkunstschule) zur Schulung der Stabilität der Beine gepflegt. ZhanZhuang ist, wie der Name schon sagt, eine ganz einfache Qigong-Übung im Stehen, bei der Beine, Arme und Hände in unterschiedliche Positionen gebracht und dann dort gehalten werden. Hier werden einige gängige Übungsweisen vorgestellt.

Alle ZhanZhuang-Übungen zeichnen sich durch das Zusammenspiel von Körperhaltung und größtmöglicher Entspannung in dieser Haltung aus. Ziel ist, auch bei körperlichem Einsatz ein Maximum an Entspannung zu erlangen und mit einem Minimum an Muskelkraft auszukommen.

So einfach die Übung im Grunde auch ist, so ungewohnt ist das längere Stehen auf diese Weise doch zu Beginn. Aus diesem Grund erfordert ZhanZhuang in der Anfangsphase ein gewisses Maß an Selbstdisziplin, das heißt Ausdauer und Geduld. ZhanZhuang zu üben ist deshalb gleichzeitig eine Möglichkeit Ausdauer und Gelassenheit zu schulen.

Funktion

ZhanZhuang spricht – wie alle Übungen des stillen Qigong – sowohl die körperliche als auch die geistige Ebene an und wirkt allgemein kräftigend, nicht nur auf die Beine. Daher wird sie als obligatorische Übung in Wushu- und Taijiquan-Schulen eingesetzt. Außerdem wirkt sie hervorragend bei Rückenschmerzen, Bluthochdruck, Kreislaufschwäche, Erschöpfungszuständen und funktionellen Störungen verschiedener innerer Organe sowie bei stressbedingten Beschwerden.

1. SanYuanZhuang
Die Methode der drei Kreise

Diese Übungsvariation der stehenden Säule wird so genannt, weil Beine, Arme und Hände jeweils einen Kreis bilden. Sie ist die Grundmethode aus der Übungsreihe der stehenden Säule.

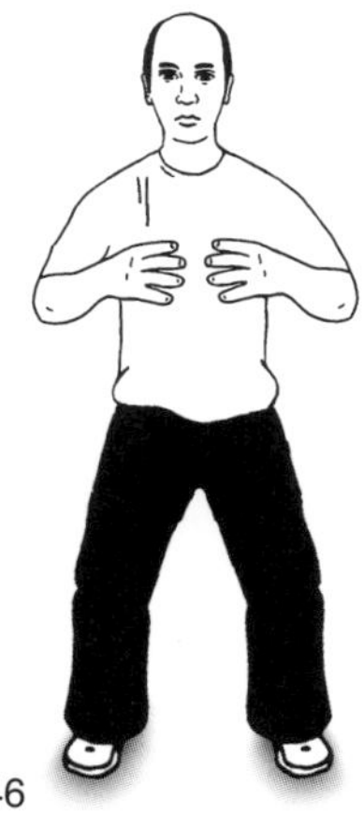

Abb. 46

SanYuanZhang

Vorbereitung

Stehen Sie aufrecht und entspannt. Die Wirbelsäule wird in eine natürliche Aufrichtung gebracht und das Kreuzbein leicht nach hinten gekippt, um Wirbelsäule und Kreuzbein in eine senkrechte Linie zu bringen. Dabei wird der Beckengürtel jedoch nicht blockiert.

Die Füße stehen schulterbreit auseinander und parallel zueinander. Wenn es für Sie günstiger ist, können Sie die Fußspitzen leicht nach außen richten, aber nicht weiter als in einem Winkel von 20 bis 30 Grad. Die Knie werden locker gebeugt. Verteilen Sie Ihr Körpergewicht gleichmäßig auf beide Füße.

Am Anfang genügt es, die Beine nur so stark zu beugen, wie es ohne Anstrengung möglich ist. Später und bei guter körperlicher Kondition können Sie die Beine auch stärker beugen, wobei die Knie nicht über die Fußspitzen hinausragen dürfen und der Abstand zwischen den beiden Füßen etwas mehr als Schulterbreite beträgt. (siehe auch MaBu/Reiterstellung, S. 120)

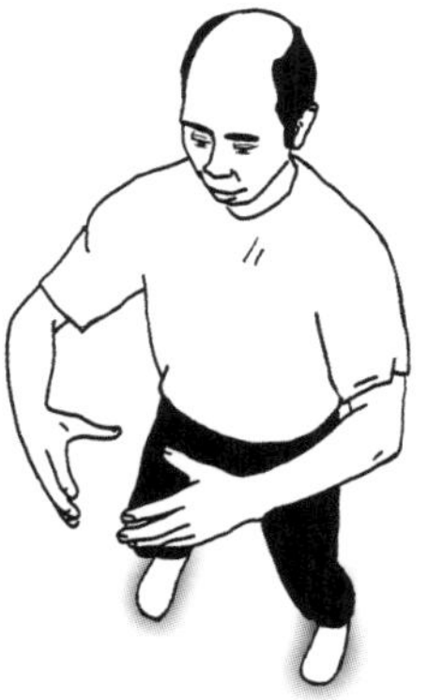

Abb. 47

Die Haltung der Hände und der Arme

Übungsablauf

Beugen Sie zunächst die Arme leicht und nehmen Sie die Hände vor den Unterbauch. Dabei zeigen die Handflächen nach oben. Heben Sie die Arme bis auf Schulterhöhe, so dass sich die Handgelenke auf gleicher Höhe mit den Schultergelenken befinden. Strecken Sie die Arme nicht steif nach vorne, sondern entspannen Sie die Ellenbogengelenke, so dass diese etwas tiefer schweben als Schulter- und Handgelenke. Halten Sie Ihre Arme so, als wollten Sie einen Baum umarmen. Halten Sie die Finger der beiden Hände locker auseinander, als wollten Sie einen Ball halten.

Rücken und Kreuzbeinbereich bleiben dabei aufgerichtet und ganz locker. Achten Sie besonders darauf, den unteren Rücken zu entspannen und das Kreuzbein senkrecht in Richtung Boden sinken zu lassen. Auf diese Weise vermeiden Sie ein Hohlkreuz. Wenn Sie die richtige Haltung gefunden haben, lassen Sie alle Gelenke – Schultern, Hüften und Knie – bewusst locker, ohne dabei ihre Haltung zu verändern. Um einen sicheren Stand zu bekommen, empfiehlt es sich einen kleinen Teil der Aufmerksamkeit auf den Punkt YongQuan (N 1) unter der Fußsohle zu richten.

Nachdem Sie die Haltung korrekt eingenommen haben, bleiben Sie eine Weile unbeweglich stehen, bis Sie innerlich ruhig geworden sind. Dabei können Sie Ihre Atmung beobachten, ohne in deren Rhythmus oder Tiefe einzugreifen. Sie können die gewöhnliche Brustatmung oder die Zwerchfell- beziehungsweise Bauchatmung einsetzen. Wichtig ist, dass Sie natürlich, ruhig und gleichmäßig atmen und dass die Atmung keine zusätzliche Anstrengung darstellt. Wenn Sie sich ruhig und konzentriert fühlen, lenken Sie Ihre Aufmerksamkeit zum Dantian und bleiben dort bis zum Ende der Übung. Halten Sie die Augen geöffnet und richten Sie Ihren Blick in die Ferne, ohne einen bestimmten Punkt zu fixieren.

Um Ihre Aufmerksamkeit im Dantian zu halten, können Sie sich vorstellen, dass die Atemluft bei der Einatmung in die Tiefe des Bauches fließt und bei der Ausatmung wieder aus dem Bauch herausströmt. Sie können auch Ihre Atemzüge zählen, wobei es günstig ist, eine niedrige, runde Zahl auszuwählen, die Sie sich leicht merken können, wie zehn, zwölf oder zwanzig. Wenn Sie bei dieser Zahl angelangt oder durch irgendetwas beim Zählen gestört worden sind, fangen Sie wieder bei eins an.

Um eine optimale Wirkung zu erzielen, sollten Sie diese Übung jeweils bis zu dreißig Minuten lang machen. Diese Übungsdauer können Sie in der Regel nicht von heute auf morgen erzwingen, daher empfiehlt es sich, sie sich schrittweise zu erarbeiten. Beginnen Sie mit einer Übungsdauer von fünf bis zehn Minuten. Mit der Zeit können Sie die Übungsdauer allmählich verlängern, bis Sie die gewünschte Dauer von dreißig Minuten erreicht haben. Das Tempo der Entwicklung ist davon abhängig, wie häufig Sie die Übung machen und wie stabil Ihre körperliche Kondition ist. Wenn Sie täglich üben, können Sie die Dauer von bis zu dreißig Minuten in der Regel innerhalb von drei oder vier Monaten erreichen.

Abschluss

Wenn Sie die Übung beenden wollen, mobilisieren Sie zuerst Ihre Wachheit und nehmen Sie Ihren Blick zurück. Dann stehen Sie auf, lassen Sie Ihre Arme und Hände langsam neben den Körper sinken und atmen Sie tief durch. Anschließend reiben Sie das Gesicht mit den Händen und massieren Sie Kopf, Nacken und Schultern. Das hilft Ihnen wacher zu werden und die Muskeln zu lockern. (siehe Seite 13)

2. TianZiZhuang
Die Methode des Zeichens „Himmel“

Diese Übungsvariation der stehenden Säule wird so genannt, weil die Haltung dem chinesischen Zeichen für Himmel ähnlich sieht.

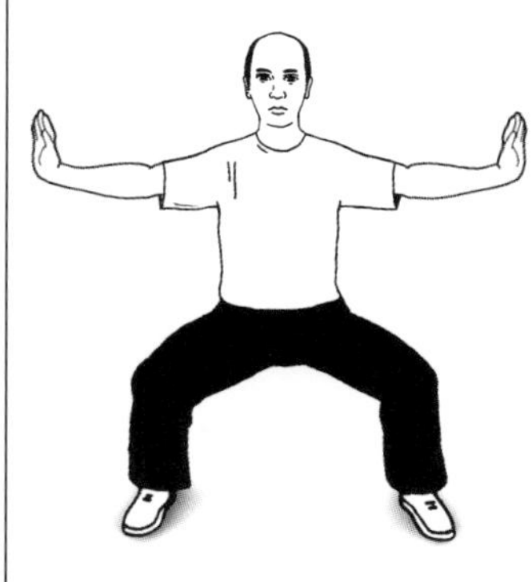

Abb. 48

TianZiZhuang

Dabei stehen Sie deutlich tiefer. Die Fußspitzen sind leicht nach außen gerichtet und die Füße stehen anderthalb bis zwei Schulterbreiten voneinander entfernt. Unabhängig davon, wie tief Sie stehen, bleiben Kopf und Rumpf aufgerichtet und das Kreuz wird wie üblich leicht nach hinten gekippt. Die Arme strecken Sie in Schulterhöhe waagerecht zur Seite, dabei richten Sie die Finger nach oben. Trotz dieser ungewöhnlichen Haltung sollten Sie die Schultern entspannt hängen lassen. Vermeiden Sie, den Brustkorb herauszustrecken und ein Hohlkreuz zu bilden.

Die weitere Vorgehensweise und den Abschluss entnehmen Sie der Beschreibung der ersten ZhanZhuang-Übung SanYuanZhuang.

3. XuBuZhuang
Die Methode des Leere-Schritts

Diese Übungsvariation von ZhanZhuang wird so genannt, weil das Körpergewicht beim Stehen hauptsächlich auf einem Fuß ruht, der andere Fuß trägt kaum Gewicht. Die Haltung der Beine mit dieser typischen Gewichtsverteilung wird XuBu, Leere-Schritt, genannt und kommt in Kampfkunst und Taijiquan häufig vor.

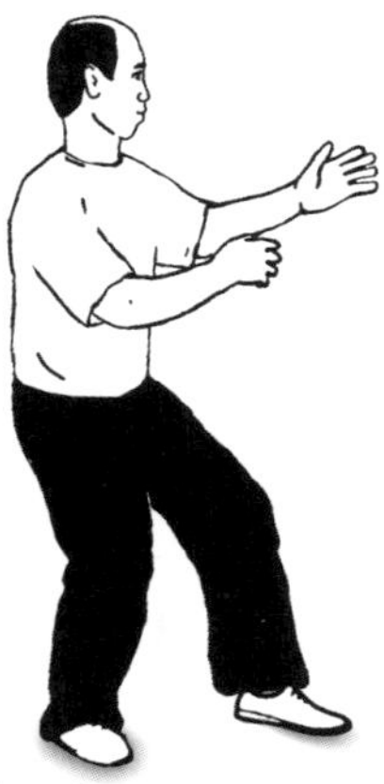
Abb. 49
XuBuZhuang

Stellen Sie den rechten Fuß mit einem Winkel von 30 bis 45 Grad nach außen und verlagern Sie das ganze Körpergewicht auf diesen Fuß. Lockern Sie die Hüfte, kippen Sie das Kreuz leicht nach hinten und beugen Sie das rechte Bein. Setzen Sie den linken Fuß vorne ab und beugen das Bein dabei leicht, so dass nur der Fußballen den Boden berührt. Ohne dass die Ferse aktiv gehoben wird, ist sie vom Boden entfernt. Dieser Fuß trägt kaum Körpergewicht. Der Abstand zwischen vorderem und hinterem Fuß ist abhängig davon, wie tief Sie die Knie beugen. In der Breite, wenn sie nebeneinander stünden, beträgt er maximal die Breite Ihrer Faust. (siehe Seite 121)

Heben Sie die Hände bei entspannten und gebeugten Armen auf Schulterhöhe, wobei der rechte Arm stärker gebeugt wird als der linke. Die rechte Hand wird dadurch etwa 20 Zentimeter vor dem Körper und die linke Hand etwa 40 Zentimeter vor der linken Schulter plaziert. Die Handflächen zeigen nach innen und die Finger bleiben locker.

Üben Sie auf diese Weise links und rechts abwechselnd. Die Beschreibung der weiteren Vorgehensweise und den Abschluss entnehmen Sie der Beschreibung der ersten ZhanZhuang-Übung SanYuanZhuang.

Anmerkung

Sollte Ihnen das Üben – nach welcher der oben beschriebenen Methoden auch immer – mit den Händen auf Schulterhöhe zu anstrengend sein, können Sie Ihre Hände etwas tiefer halten. Wenn Ihre Ausdauer noch nicht groß ist oder wenn Sie diese Übung nach einer langen oder schweren Erkrankung beginnen, ist es ratsam, die Hände zunächst auf Höhe des Dantian zu halten. Mit der

Verbesserung Ihrer Kondition können Sie die Hände allmählich höher heben, auf Höhe von Oberbauch und Herz.

Beim ZhanZhuang geht es nicht darum, die erwünschte Übungsdauer durch Muskeleinsatz zu erzwingen. Vielmehr sollten Sie versuchen, den Körper, insbesondere Beine, Schultern und Arme so weit wie möglich zu lockern, so dass die Muskulatur die Arbeit in einem günstigen Leistungsverhältnis umsetzen kann. Hier gilt eines der Prinzipien des Qigong: mit wenig Aufwand viel erreichen. Versuchen Sie daher körperlich und innerlich loszulassen, ohne schlaff zu sein.

Am Anfang sollten Sie die Beine beim ZhanZhuang nicht zu tief beugen. Es genügt in der Regel, sie nur so weit zu beugen, dass Sie kaum aktive Muskelarbeit leisten müssen, um die gebeugte Position zu halten. Kurzum, das Stehen sollte nicht zu anstrengend werden. Erst wenn Sie sich an die jeweilige Haltung gewöhnt und eine gewisse Routine für die Übung gewonnen haben, können Sie schrittweise die Tiefe verändern.

Beugen Sie die Beine nicht zu schnell zu tief und üben Sie am Anfang nicht zu lang. Ihr Körper braucht Zeit, um mit dieser ungewöhnlichen Körperhaltung zurechtzukommen. Sonst könnten Sie sehr leicht die Bänder vor allem in den Knien verletzen.

Während des Übens könnte es passieren, dass Sie unwillkürlich ein wenig hin und her schwanken. Wenn die Bewegungen ziemlich klein sind und Sie beim Üben nicht stören, brauchen Sie sich gar nicht darum zu kümmern. Nach einer Weile verschwindet das unwillkürliche Schwanken von alleine. Anderenfalls sollten Sie versuchen den Körper loszulassen, die Beine etwas mehr zu entspannen und gegebenenfalls die Füße ein bisschen weiter auseinander zu stellen oder die Knie ein wenig tiefer zu beugen. Wenn das Schwanken dadurch nicht verschwindet oder wenn es so stark ist, dass Sie nicht mehr ruhig üben können, dann sollten Sie zunächst mit dem Üben aufhören und es zu einem späteren Zeitpunkt wieder versuchen.

Wenn Sie während des Übens Zeichen von Kreislaufschwäche wie Schwindelgefühl, Übelkeit und starkes

Schwitzen bemerken, sollten Sie das Üben sofort, aber in Ruhe unterbrechen. Gegebenenfalls legen Sie sich mit hoch gelagerten Beinen für eine Weile hin, bis die Beschwerden verschwunden sind und Sie sich wieder ganz wohl fühlen und wach geworden sind. Sollte dies öfter beim ZhanZhuang vorkommen, können Sie die Übungsdauer verkürzen und erst nach einer entsprechenden Gewöhnungsphase die Dauer vorsichtig allmählich verlängern. Suchen Sie Tageszeiten für das Üben mit ZhanZhuang aus, zu denen Sie körperlich ganz munter und fit sind. Ihr Kreislauf wird stabiler, wenn Sie ZhanZhuang regelmäßig jedoch wie beschrieben vorsichtig weiter üben.

Wenn die Muskeln, besonders in der Schulterregion und in den Beinen, angestrengt worden sind, zum Beispiel weil Sie sie nicht genügend entspannt haben oder wenn die Übungsdauer zu lang war, dann sollten Sie mit lockeren Fäusten oder Händen klopfen oder massieren. Eventuell nehmen Sie ein heißes Vollbad (ca. 36° C), damit sich die Muskeln besser regenerieren können.

GuanQiFa – Qi-Fluss-Übung

GuanQiFa, die Qi-Fluss-Übung, stammt aus der Familie Ma in Nordchina, die seit vielen Generationen Qigong und Kampfkunst pflegt. Die Übung ist im Grunde genommen eine Kombination von ZhanZhuang (Stehende Säule) und Qi-Kreislauf (ZhouTianGong). Ziel der Übung ist unter anderem, den Qi-Fluss zu regulieren und ihn willentlich zu steuern. Daher wird GuanQiFa häufig als vorbereitende Übung für Xiao- oder DaZhouTian, den Kleinen beziehungsweise den Großen himmlischen Kreislauf, eingesetzt. Aufgrund ihrer Vorgehensweise wird sie auch „Qi-Dusche“ genannt.

Funktion

Die Qi-Fluss-Übung bewirkt durch die Qi-Zirkulation und ihre ordnende und reinigende Funktion eine Senkung des Blutdrucks und zugleich eine Stabilisierung der Konstitution und eignet sich auch zur Behandlung von vielen funktionellen Beschwerden wie z.B. die der Atmungsorgane, des Herzkreislaufsystems, der Verdauungsorgane und des Urogenitalsystem sowie von Gelenkbeschwerden.

Vorbereitung

Stehen Sie aufrecht. Die Füße stehen etwa schulterbreit auseinander. Legen Sie eventuell die große Zehe jeweils auf die zweite Zehe. Schieben Sie das Kreuz ein wenig nach hinten, so dass Sie kein Hohlkreuz haben, und beugen Sie die Knie so weit, dass sie locker sind, aber nicht über die Fußspitzen hinausragen. Der Rumpf bleibt dabei ganz aufgerichtet. Das Körpergewicht ist gleichmäßig auf beide Beinen verteilt. Die Punkte BaiHui (LG 20) auf dem Scheitel und HuiYin (KG 1) in der Mitte zwischen After und äußerem Geschlechtsteil liegen senkrecht übereinander. Fußgelenke, Knie, Hüften, Kreuzbein und Schultern sollen frei und locker sein. Entspannen Sie auch den Beckenboden. Richten Sie Ihren Blick nach vorne ohne ihn auf einen bestimmten Punkt zu fokussieren und atmen Sie ruhig und natürlich durch die Nase ein und aus.

Anmerkung

Wenn die Plazierung der großen Zehe auf der zweiten Zehe Sie beim Üben stört, können Sie die Zehen wie gewöhnlich nebeneinander legen.

Wenn es Ihnen schwer fällt sich mit offenen Augen nach innen zu konzentrieren, können Sie die Augen schließen oder sie nur einen Spalt offen lassen, so dass Sie gerade noch einen Lichtschimmer wahrnehmen.

Übungsablauf

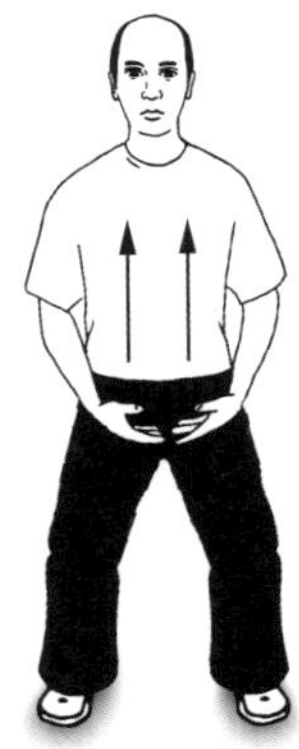

Abb. 50

Das Heben der Arme

Beugen Sie die Arme ein wenig und führen Sie die Hände vor den Unterleib. Die Handflächen zeigen nach oben. Mit dem Einatmen heben Sie die Hände relativ zügig über den Kopf und richten die Handflächen zu BaiHui (LG 20) auf dem Scheitel. Achten Sie darauf, dass Ihre Hände und Arme einen Kreis bilden und die Schultern entspannt hängen. Konzentrieren Sie jetzt Ihre Aufmerksamkeit auf die beiden LaoGong Punkte (KS/P 8) in den Handflächen und richten Sie Ihr Qi imaginär von den LaoGong Punkten zu BaiHui. Bleiben Sie in dieser Haltung und atmen sanft, tief und gleichmäßig weiter, bis Sie das Qi-Gefühl im BaiHui Punkt auf dem Scheitel deutlich spüren.

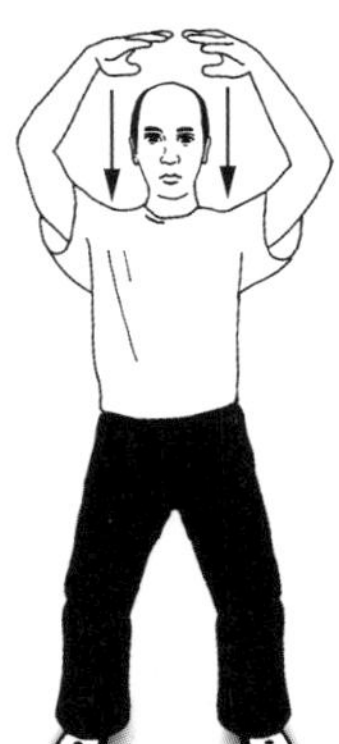

Abb. 51

Das Senken der Arme

Bewegen Sie nun die Hände an Gesicht, Brust und Bauch vorbei langsam nach unten. Die Hände berühren sich nicht, bleiben aber dicht beieinander. Ihr Abstand zum Körper sollte zehn bis zwanzig Zentimeter betragen. Atmen Sie dabei tief und ruhig weiter und versuchen Sie, das Qi-Gefühl, das Sie am Scheitel gespürt haben, gleichzeitig mit den sinkenden Händen nach unten zu führen. Zum Schluss lassen Sie die Hände entspannt hängen. Die Finger zeigen zu den Füßen beziehungsweise zum Boden, Schultern und Arme hängen locker herab. Diese Bewegung von oben nach unten sollte jeweils zwei bis drei Minuten dauern. Führen Sie das Qi nacheinander durch die drei folgenden Ebenen des Körpers:

Die vordere Ebene

Mit Hilfe Ihrer Vorstellungskraft bewegen Sie das Qi vom BaiHui Punkt (LG 20) auf dem Scheitel zu beiden Seiten des Kopfes vor die Ohren und entlang des Unterkiefers zum Kinn. Hier bringen Sie die beiden Qi-Verläufe zusammen und führen sie dann gebündelt durch die Mitte des Halses. Auf Höhe der Schlüsselbeine teilen Sie das Qi wieder nach links und rechts und bringen es zur Mitte der Schlüsselbeine. Dann führen Sie das Qi weiter über die Mitte der jeweiligen Brusthälfte bis zum Rippenbogen. Im Oberbauch führen Sie die beiden Qi-Verläufe etwa auf Höhe von ZhongWan (KG 12) wieder zusammen, danach durch die Mitte des Oberbauches zum Nabel und weiter nach unten über die Mitte des Unterbauchs. Auf Höhe von QiHai (KG 6) teilen Sie das Qi wieder nach links und rechts und führen es beidseitig zur Leistenbeuge, um dann über die Mitte der Innenseiten der Oberschenkel, der Knie und der Unterschenkel nach unten zu wandern. Danach leiten Sie das Qi durch die inneren Fußknöchel und die Innenseiten der Füße zu den YongQuan Punkten (N 1) auf der Mittellinie der Fußsohlen.

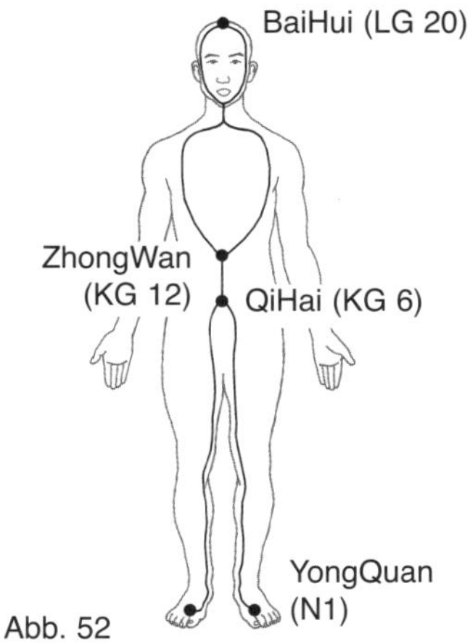

Abb. 52

Die vordere Ebene

Die hintere Ebene

Jetzt führen Sie das Qi vom BaiHui auf dem Scheitel über die Mittellinie des Schädels entsprechend des Verlaufs des Lenkergefäßes nach hinten zum Nacken, dann weiter entlang der Wirbelsäule über den Rücken zum Lendenbereich bis zur Höhe des zweiten Lendenwirbels, wo der Punkt MingMen (LG 4) liegt.

Dort teilen Sie Ihr Qi nach links und rechts und leiten es gleichzeitig weiter zu den äußeren Rollhügeln der Hüftgelenke und über die Mittellinien der Außenseiten der Beine durch die äußeren Fußknöchel und die Außenseiten der Füße zu den YongQuan (N1) Punkten unter den Fußsohlen.

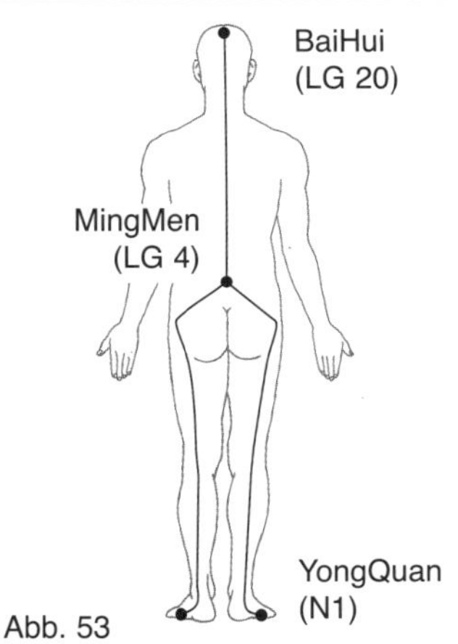

Abb. 53

Die hintere Ebene

Die mittlere Ebene

Die mittlere Ebene liegt in der Tiefe des Körpers, zwischen der vorderen und der hinteren Ebene. Sie können sie sich wie eine feine Röhre im Inneren des Körpers vorstellen, in der das Qi geführt wird. Sie beginnen ebenfalls am Punkt BaiHui und bringen das Qi durch Ihren ganzen

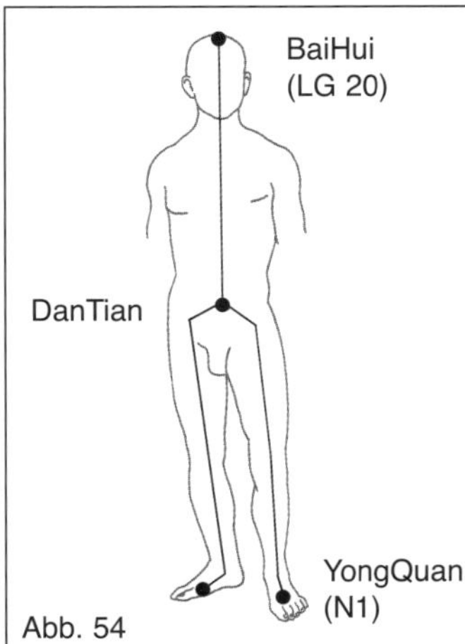

Abb. 54

Die mittlere Ebene

Körper nach unten – durch die Mitte des Kopfes, des Halses, des Brustkorbs, des Bauches. Im Dantian im Unterleib teilen Sie das Qi nach links und rechts und leiten es weiter durch die Mitte der Beine (durch die Röhrenknochen in Ober- und Unterschenkel) und die Fersen zu den YongQuan (N1) Punkten unter den Fußsohlen.

Abschluss

Wenn Sie mit der Übung fertig sind, legen Sie beide Hände übereinander auf das Dantian. Lassen Sie Arme und Schultern dabei locker hängen. Schließen Sie die Augen und atmen Sie ruhig weiter ein und aus. Dabei konzentrieren Sie Ihre Aufmerksamkeit im Dantian. Nach zwei bis drei Minuten holen Sie die Aufmerksamkeit zum Kopf zurück und werden ganz wach. Danach öffnen Sie die Augen und massieren Gesicht, Kopf, Nacken und Schultern mit Ihren warmen Händen. (siehe Seite 13)

Anmerkung

Am Anfang sollten Sie das Qi einzeln wie oben beschrieben durch die drei Linien fließen lassen. Später können Sie das Qi gleichzeitig vom Kopf bis zu den Füßen durch die drei Ebenen leiten. Wenn Ihnen dies mühelos gelingt und Sie Ihr Qi gefühlsmäßig sehr intensiv wahrnehmen, können Sie versuchen das Qi auf einmal vom Scheitel zu den Fußsohlen zu bewegen, ohne den Körper in drei Linien beziehungsweise Ebenen zu teilen.

Ein- und Ausatmung sollten bei dieser Übung ganz natürlich kommen und gehen. Beginnen Sie mit dem Übungsablauf erst, wenn Sie ruhig, gleichmäßig und tief atmen, ohne sich besonders darauf zu konzentrieren. Die gesamte Konzentration gilt der Qi-Führung. Bewegen Sie Ihre Hände ganz langsam nach unten und bleiben Sie, wenn nötig, über bestimmten Körperteilen auch länger, damit Ihnen das Qi-Gefühl nicht durch zu schnelle Bewegungen verloren geht.

Nach ausreichender Übungsdauer breitet sich meist ein angenehmes Wärmegefühl im Körper aus, das auch als „DeQi“, „das Qi erreichen/bekommen“, bezeichnet wird.

Es kann vorkommen, dass Sie die Wärme zwar im Rumpfbereich spüren, in den Beinen oder Armen aber nur gering oder dort sogar Kälte wahrnehmen. Dies ist ein Zeichen dafür, dass die Qi-Führung noch nicht optimal funktioniert, und ist am Anfang nicht ungewöhnlich. Durch Konzentration auf die Qi-Führung in den Beinen und/oder den Armen und durch wiederholtes Üben kann dieser Fehler korrigiert werden.

Bei der Behandlung von Bluthochdruck ist zu beachten, dass die Arme am Anfang der Übung relativ langsam und nicht zu hoch über den Kopf gehoben werden. Es genügt, wenn die Hände auf Stirnhöhe gebracht werden. Konzentrieren Sie Ihre Aufmerksamkeit nicht zu stark und zu lange auf BaiHui, sondern stärker auf die Qi-Führung zu den Füßen. Führen Sie das Qi mit Hilfe Ihrer Hände dabei etwas zügiger nach unten.

In seltenen Fällen, zum Beispiel bei Übenden mit niedrigem Blutdruck, können Kreislaufbeschwerden wie Schwindel, Augenflimmern, Übelkeit oder Schweißausbrüche auftreten. In einem solchen Fall unterbrechen Sie die Übung sofort, legen Sie sich flach auf den Boden und lagern Sie die Beine etwas höher. Stehen Sie erst auf, wenn die Beschwerden ganz verschwunden sind. Gegebenenfalls massieren Sie die Punkte BaiHui (LG 20), RenZhong (LG 26) und NeiGuan (KS/P 6) jeweils zwei bis drei Minuten lang, um den Kreislauf zu stabilisieren. Wenn Sie die Übung später wieder aufnehmen, empfiehlt es sich, die drei Ebenen des Qi-Flusses nicht alle direkt nacheinander auszuführen. Es ist dann günstiger, jeweils nur eine Ebene des Qi-Flusses zu üben, gegebenenfalls das Qi-Gefühl nicht so intensiv zu mobilisieren und die Übungsdauer zu verkürzen. Sie sollten das Qi erst in zwei oder drei Ebenen nacheinander führen, wenn Sie beim Üben keinerlei Kreislaufbeschwerden mehr bekommen.

IV.
Appendix

Jing-Essenz, Qi und Shen-Geist

Jing-Essenz, Qi und Shen-Geist sind die maßgeblichen Grundlagen unserer Lebensaktivitäten. Daher werden sie die „drei Schätze“, SanBao, des Menschen genannt. Wenn wir Qigong üben, berühren wir stets diese drei lebenswichtigen Grundlagen, unabhängig von der jeweiligen Übungsart. Auch aus der Methodik des Qigong wissen wir, dass wir beim Üben im Inneren vorrangig Jing-Essenz, Qi und Shen-Geist einsetzen, und zwar mit unterschiedlicher Intention.

Jing-Essenz

Jing-Essenz ist nach Definition der TCM aus den feinstofflichen Materialien zusammengesetzt, auf deren Basis sich der menschliche Organismus zusammenfügt und die die Lebensaktivitäten ermöglichen. Zur Jing-Essenz gehören neben Nährstoffen wie Kohlehydraten, Eiweiß, Fett und Mineralien auch die aus diesen Grundstoffen gewonnenen und synthetisierten Vitamine, Enzyme, Hormone und andere Wirkstoffe. Nach ihrer Herkunft werden zwei Arten der Jing-Essenz unterschieden.

1. Vorgeburtliche Jing-Essenz – XianTianZhiJing

Die vorgeburtliche Jing-Essenz erben wir von unseren Eltern. Daher wird sie auch erbliche Jing-Essenz genannt. Die vorgeburtliche Jing-Essenz wird bei der Befruchtung der Eizelle durch die Samenzelle zusammengefügt. Sie ist unter anderem maßgeblich für die Anlage der Organe und verantwortlich für Wachstum, Reifung und Sexualität. Demzufolge sind sowohl die Fortpflanzungsfähigkeit als auch die Konstitution abhängig von der vorgeburtlichen Jing-Essenz. Sie wird auch Jing-Essenz der Fortpflanzung genannt, ShengZhiZhiJing. Nach Meinung der TCM wird sie in den Nieren als Hauptorgan des Urogenitalsystems gespeichert und dem Organismus bei Bedarf zur Verfügung gestellt.

2. Nachgeburtliche Jing-Essenz – HouTianZhiJing

Die nachgeburtliche Jing-Essenz wird aus den Nährstoffen der Nahrungsmittel gewonnen und umgewandelt. Dabei spielen Milz, Pankreas und Magen, die in der TCM verantwortlich für Verdauung und Stoffwechsel sind, eine entscheidende Rolle. Diese aus den Nährstoffen gewonnene Jing-Essenz wird für die verschiedenen Funktionen des Organismus zur Verfügung gestellt. Der Überschuss wird auf die verschiedenen Organe verteilt und dort gespeichert. Daher wird sie auch Jing-Essenz der Organe, ZangFuZhiJing, genannt. Ob ein Organ die gestellten Aufgaben einwandfrei bewältigen kann, hängt auch davon ab, ob es genügend nachgeburtliche Jing-Essenz zur Verfügung gestellt bekommt. Denn die nachgeburtliche Jing-Essenz stellt die materielle Voraussetzung für die Erfüllung der spezifischen Funktionen dar.

Diese beiden Arten der Jing-Essenz sind voneinander abhängig und fördern sich wechselseitig. Die vorgeburtliche Jing-Essenz ermöglicht die Existenz des Lebens und ist zugleich bestimmend – im Sinne der Konstitution – für die Gewinnung und Umwandlung der Nährstoffe in nachgeburtliche Jing-Essenz. Die nachgeburtliche Jing-Essenz ersetzt den verbrauchten Anteil der vorgeburtlichen Jing-Essenz und bildet zugleich die materielle Grundlage für die verschiedenen Funktionen des Organismus, die für die Fortpflanzung, also die Übertragung der vorgeburtlichen Jing-Essenz an die nächste Generation, mitverantwortlich sind.

Qi

Das Qi hat nach Lehrmeinung der TCM die folgenden zwei Aspekte:

- die feinstofflichen Materialien (ähnlich wie Jing-Essenz) und
- die Funktionen, die das Leben ermöglichen und bewahren.

Der Begriff „Qi“ wird in der TCM, im Qigong und im Alltag überwiegend im Sinne von Funktion benutzt, insbesondere wenn Qi und Jing-Essenz einander gegenübergestellt werden. Man kann es so verstehen, dass Jing-Essenz die materielle Grundlage der Funktionen bildet und das Qi die Funktionen, die durch die Jing-Essenz ermöglicht werden. Jing-Essenz ist also die Substanz und Qi die Wirkung.

Je nach seiner Wirkung, Qualität und Verteilung unterscheidet die TCM das Qi in verschiedene Arten. Im Qigong sind vor allem die folgenden vier Arten von Bedeutung.

1. Ursprüngliches Qi – YuanQi

Das ursprüngliche Qi wird auch wahres Qi, ZhenQi, genannt. Es stammt über die vorgeburtliche Jing-Essenz von den Eltern und wird in den Nieren und im MingMen zwischen den beiden Nieren gespeichert. Das ursprüngliche Qi ist unter anderem für die Antriebskraft und Funktionsfähigkeit der verschiedenen Organe verantwortlich und braucht ständige Versorgung durch die nachgeburtliche Jing-Essenz.

2. Essentielles Qi – ZongQi

ZongQi wird auch mit Atem-Qi beziehungsweise Atmungs-Qi übersetzt. Das essentielle Qi wird aus dem Nahrungs-Qi, ShuiGuZhiQi, den Nährstoffen aus Nahrungsmitteln und Wasser, und dem klaren Qi der Natur, QingQi, Sauerstoff, zusammengesetzt. Die Nährstoffe und das Wasser, die durch die Verdauung aufgenommen werden, und der Sauerstoff, der durch die Atmung gewonnen wird, werden zum Brustkorb (oberer Erwärmer) gebracht und dort in essentielles Qi umgewandelt. Es wird dann in der Brustkorbmitte bewahrt und ist verantwortlich für die Atmung und den Blutkreislauf.

3. Ernährendes Qi – YingQi

Das ernährende Qi wird nach Auffassung der TCM ähnlich wie das essentielle Qi aus den Nährstoffen und dem Sauerstoff im oberen Erwärmer hergestellt. Das ernährende Qi wird ebenfalls vom Brustkorb über die Meridiane beziehungsweise den Blutkreislauf im ganzen Körper verteilt und stellt dabei den Organen und dem Gewebe die lebenswichtigen Nährstoffe einschließlich Sauerstoff und Wasser zur Verfügung. Daher wird das ernährende Qi auch als eine Unterform des essentiellen Qi betrachtet, die speziell die ernährende Aufgabe übernimmt.

4. Abwehr-Qi – WeiQi

Auch das Abwehr-Qi wird nach Auffassung der TCM ähnlich wie das essentielle Qi aus den Nährstoffen und dem Sauerstoff im oberen Erwärmer hergestellt. Das Abwehr-Qi wird ebenfalls über die Meridiane beziehungsweise die Blutgefäße im ganzen Körper verteilt. Es ist sehr flink und schlüpfrig, dadurch kann es die Gefäße verlassen, um an die entferntesten Stellen und unter die Haut zu gelangen.

Das Abwehr-Qi stellt der Haut und dem Gewebe dort Nährstoffe zur Verfügung, wohin das ernährende Qi nicht gelangt, und füllt die Lücken zwischen den Gewebsfasern aus, so dass Haut, Bindegewebe und Muskeln ihre Form und Elastizität behalten. Es steuert auch die Hautporen und damit die Schweißausscheidung.

Außerdem schützt das Abwehr-Qi den Körper vor Angriffen durch krankmachende Faktoren wie Krankheitskeime und klimatische Belastungen durch Kälte, Hitze etc. Das Abwehr-Qi wird auch als eine Unterform des essentiellen Qi betrachtet, die neben anderen Aufgaben speziell die Abwehr übernimmt.

Der Begriff „Qi“ ist umfassend und hat auch weitere Bedeutungen, denen wir im Qigong oft begegnen, wie Ausstrahlung, Ausdruck, Vitalität, Haltung, Mut, Stil, Stimmung, Temperament, Klima, Luft, Geruch, Atem usw. Wir werden selbst erfahren können, dass diese weiteren Bedeutungen des Begriffs Qi unter anderem davon abhängen, wie es um das eigene Qi zur Zeit bestellt ist und wie gut wir die Qigong-Übungen beherrschen beziehungsweise wie weit wir durch Qigong gekommen sind.

Shen-Geist

Unter Shen-Geist versteht die TCM folgende zwei Bedeutungen:

- geistige Aktivitäten wie Denken und Bewusstsein (erinnern, analysieren, vorstellen, sich konzentrieren etc.) und
- die äußere Reflexion des Innenlebens des menschlichen Organismus.

Die materielle Basis des Shen-Geistes ist nach Auffassung der TCM die Jing-Essenz. Der Shen-Geist braucht aber die Wirkung des Qi, um seine Aufgaben bewältigen zu können.

Die TCM unterteilt den Shen-Geist in fünf verschiedene Aspekte, die jeweils in einem Hauptorgan bewahrt werden. Das Denken als enge Definition des Shen-Geistes wird im Herzen bewahrt, die geistige Präsenz, Hun, in der Leber, der Instinkt und die Reflexe, Po, in der Lunge, das Begreifen und Verlangen, Yi, in Milz/Pankreas (Verdauungssystem) und der Wille beziehungsweise die Ambition, Zhi, in den Nieren. Dabei unterhält das Herz als leitendes Organ die deutlichste Beziehung zum Shen-Geist. Auch die Emotionen werden nach Lehrmeinung der TCM vom Shen-Geist gesteuert und manifestieren oder spiegeln sich wider in den fünf Hauptorganen: Freude/ Euphorie im Herzen, Trauer in der Lunge, Zorn/Ärger in der Leber, Grübeln/Sorgen in Milz/Pankreas und Angst/ Schreck in den Nieren.

Wechselbeziehungen zwischen Jing-Essenz, Qi und Shen-Geist

Jeder dieser drei Schätze des Menschen ist für sich genommen etwas anderes und hat seine eigene Bedeutung für das Leben: Die Jing-Essenz stellt die Grundlage dar, Qi den Antrieb und Shen-Geist den Lenker. Aber sie stehen in intensiven Wechselbeziehungen untereinander. Sie beeinflussen und fördern sich wechselseitig.

Jing-Essenz als Nähr- beziehungsweise Wirkstoffe und Energieträger ermöglicht die Realisierung der Funktionen – Qi – in verschiedenen Organen. Die Aktivitäten des Gehirns – Qi – machen erst die Existenz des Shen-Geistes wahrnehmbar. Auf diese Weise ist die Aussage der TCM zu verstehen: „Aus Jing-Essenz entsteht Qi und aus Qi der Shen-Geist. Jing-Essenz ist die Wurzel des Körpers, Qi ist die Werkstatt (wörtlich: Kammer) des Shen-Geistes und der Körper ist das Haus des Shen-Geistes.“ Ferner ist zwar das Qi Produkt der Jing-Essenz, aber die Jing-Essenz wird erst durch die Wirkungen des Qi, das heißt durch die Funktionen der verschiedenen Organe, unter anderem Atmung, Verdauung und Stoffwechsel gewonnen und umgewandelt.

Der Shen-Geist existiert zwar nur auf Basis der Jing-Essenz und ist nur sichtbar durch die Wirkungen der Lebensaktivitäten – Qi. Aber er beeinflusst zugleich selbst die Funktionen der Jing-Essenz und des Qi. Das einwandfreie Funktionieren der verschiedenen Organe wird daher auch vom Shen-Geist gesteuert. Wenn wir unter starken Emotionen stehen, wird unser Qi deutlich beeinflusst. Zorn zum Beispiel führt das Qi nach oben. Der Kopf wird rot und der Blutdruck steigt nach oben. Freude beruhigt das Qi und wir fühlen uns innerlich zufrieden und manchmal sogar in einem Schwebezustand. Trauer zerstreut das Qi und die Atmung kommt aus dem Rhythmus. Angst senkt das Qi herab und wir können dabei die Kontrolle über die Schließmuskeln von Harnblase und After verlieren. Grübeln bringt das Qi zum Stocken und wir spüren oft ein Druckgefühl im Magen oder leiden häufig an Verstopfung.

Im Qigong werden Jing-Essenz, Qi und Shen-Geist über die Schulung von Körper, Atmung und Aufmerksamkeit besonders angesprochen und ihre Qualität wird verbessert. Dadurch werden die Umwandlung und die Steuerung dieser drei Schätze optimiert. Der Shen-Geist ist präsent, die verschiedenen Organe funktionieren einwandfrei und die Jing-Essenz wird ökonomisch eingesetzt. Deswegen ist es nachvollziehbar, dass Qigong nicht nur eine gute Methode zur Aufrechterhaltung oder Rückgewinnung der Gesundheit und der körperlichen Stabilität ist, sondern auch eine gute Methode zur Besserung der geistigen Energie.

Das Meridiansystem – JingLuo

Auch wenn Qigong in der Entstehung und Entwicklung ein eigenständiges System ist, gibt es zahlreiche Berührungen mit der Traditionellen Chinesischen Medizin (TCM), insbesondere bezüglich Qi, Qi-Kreislauf und der Einsatzmöglichkeiten in Gesundheitsvorsorge und Krankheitsbehandlung. Dabei spielt unter anderem die Theorie des Meridiansystems, JingLuo, eine wichtige Rolle, zum Beispiel für den Kleinen und den Großen Qi-Kreislauf – XiaoZhouTian und DaZhouTian –, die Qi-Dusche, GuanQiFa, das Heben und Senken von Qi – ShengJiangKaiHeFa –, bei der Behandlung mit äußerem Qi – WaiQiLiaoFa – und bei der Selbstbehandlung mit eigenem Qi. Auch in seiner späteren Entwicklung hat Qigong hinsichtlich der Vielfalt der Übungen und der therapeutischen Breite Anregungen aus der TCM angenommen.

In diesem Kapitel werden die Informationen über das Meridiansystem, die für Qigong von Bedeutung sind, dargestellt. Die Punkte der Meridiane, soweit sie für die in diesem Buch beschriebenen Übungen relevant sind, werden im Glossar aufgelistet und beschrieben.

JingLuo, das Meridiansystem der Traditionellen Chinesischen Medizin, bildet eine wichtige theoretische Grundlage für das Verständnis der Wirkungen des Qigong und für die praktische Ausführung von Qigong-Übungen. Wer eine Vorstellung von den Verläufen und Heilfunktionen der Meridiane sowie der dazugehörigen Punkte, XueWei, hat, kann die Vorgehensweise im Qigong besser nachvollziehen, und es fällt leichter das Qi bewusst entlang bestimmter Leitbahnen zu lenken oder sich auf bestimmte Punkte zu konzentrieren.

Mit der westlichen Bezeichnung Meridian wurde der Begriff der Erdmeridiane aus der Geographie auf den menschlichen Körper übertragen. Sinngemäß übersetzt bedeutet JingLuo so viel wie „netzartiges Leitungssystem“ (Jing – leiten, Luo – Netz). Entsprechend heißen die Meridiane oder Leitbahnen innerhalb dieses Systems JingMai (Mai – Gefäß). Nach Auffassung der TCM werden in diesem Leitbahnsystem Qi und Blut (Xue) zur Versorgung des gesamten Körpers transportiert.

Das gesamte Meridiansystem besteht aus zwölf Hauptmeridianen, acht Sondermeridianen (QiJingBaMai) und einer Vielzahl von Neben- und Querverbindungen. Die zwölf Hauptmeridiane werden danach bezeichnet, wo sie verlaufen und mit welchen Organen sie in Beziehung stehen. Sie haben einen inneren, in der Tiefe des Körpers befindlichen und einen äußeren Verlauf an der Körperoberfläche. Der oberflächliche Verlauf lässt eine therapeutische Stimulierung mit Akupunktur, Moxibustion, Tuina (traditionelle chinesische Heilmassage) und Qi zu.

Von den acht Sondermeridianen haben nur zwei, nämlich DuMai (Lenkergefäß) und RenMai (Konzeptionsgefäß), eigene Meridianpunkte. Die übrigen Sondermeridiane durchziehen Teile der zwölf Hauptmeridiane sowie von DuMai und RenMai, um bei Bedarf aktiv zu werden.

Die zahlreichen Neben- und Querverbindungen vernetzen die verschiedenen Leitbahnen untereinander und diese wiederum mit Teilen des Körpers wie der Haut, dem Unterhautgewebe, den Muskeln und Sehnen, den Knochen und Gelenken.

Die einzelnen Akupunkturpunkte kann man also als eine Art kleiner Energietore betrachten, die Informationen entgegennehmen und entsprechend therapeutisch nutzbar gemacht werden können.

Funktionen des Meridiansystems

Nach Auffassung der TCM übernimmt das Meridiansystem mit seinen netzartigen Verbindungen die folgenden Funktionen:

- Die elementaren Grundstoffe Qi, Xue-Blut und Jinye-Flüssigkeiten werden über die Meridiane in allen Teilen des Körpers verteilt, nach innen zu den verschiedenen Organen und nach außen zur Körperoberfläche und zu

Strukturen wie Haut, Muskeln, Knochen und Gelenken. Damit werden die Organe und Gewebe mit Nährstoffen versorgt und benetzt. So können sie ihre Funktionen störungsfrei wahrnehmen.

- Aufgrund dieser Zirkulation und Regulation von Qi, Xue-Blut und Jinye-Flüssigkeiten reguliert das Meridiansystem zugleich die Verteilung und Herstellung dieser lebenswichtigen Grundstoffe. Unser Organismus kann dadurch nach innen die Organe stabilisieren und sich nach außen gegen die verschiedenen die Gesundheit belastenden Faktoren zur Wehr setzen.

- Informationen über pathologische Prozesse im Inneren des Körpers, zum Beispiel in einem Organ, können über das Netz des Meridiansystems nach außen an die Körperoberfläche transportiert werden und dort als Verspannung, Schmerzen, Rötung usw. sichtbar werden. Diese können dem behandelnden Arzt wertvolle Hinweise für die Diagnose geben. Entsprechend können Informationen von außen, zum Beispiel Reize durch Druck, Wärme, Nadelung oder Qi-Applikation an der Körperoberfläche, ebenfalls über die Vernetzung des Meridiansystems nach innen, etwa zu dem erkrankten Organ, übertragen werden, um Heilungsprozesse einzuleiten oder zu verstärken.

Auf diese Weise dient das Meridiansystem dem Organismus als Transportweg für die elementaren Grundstoffe und Informationen und ermöglicht so die organische Ganzheit des Organismus.

Wenn wir Qigong über längere Zeit intensiv geübt haben, kann das eigene Qi innerlich besser gesammelt und gefestigt werden, so dass wir ein deutliches Qi-Gefühl im Körper spüren können. Qigong-Übungen können über unterschiedliche Wirkungsweisen die Zirkulation der elementaren Grundstoffe Qi, Xue-Blut und Jinye-Flüssigkeiten und die Qi-Aktivitäten regulieren und verbessern. Mitunter können wir auch den Verlauf oder einen Teilverlauf der Qi-Zirkulation beim Üben recht klar spüren.

Qi-Kreislauf

Die TCM vertritt die Meinung, dass das Qi in einer bestimmten Reihenfolge durch die Meridiane zirkuliert. Diese wird in der TCM Qi-Kreislauf genannt. Dies sollte nicht so verstanden werden, dass das Qi sich nur in diese eine Richtung bewegt und nicht auch in der Gegenrichtung. Vielmehr soll dieser Qi-Kreislauf zeigen, wie das Qi im Körper über die Meridiane in drei Gruppen (im Sinne von Teilkreisläufen) verteilt wird und welche Wechselbeziehungen die Meridiane miteinander unterhalten. Dies veranschaulicht die unten stehende Grafik.

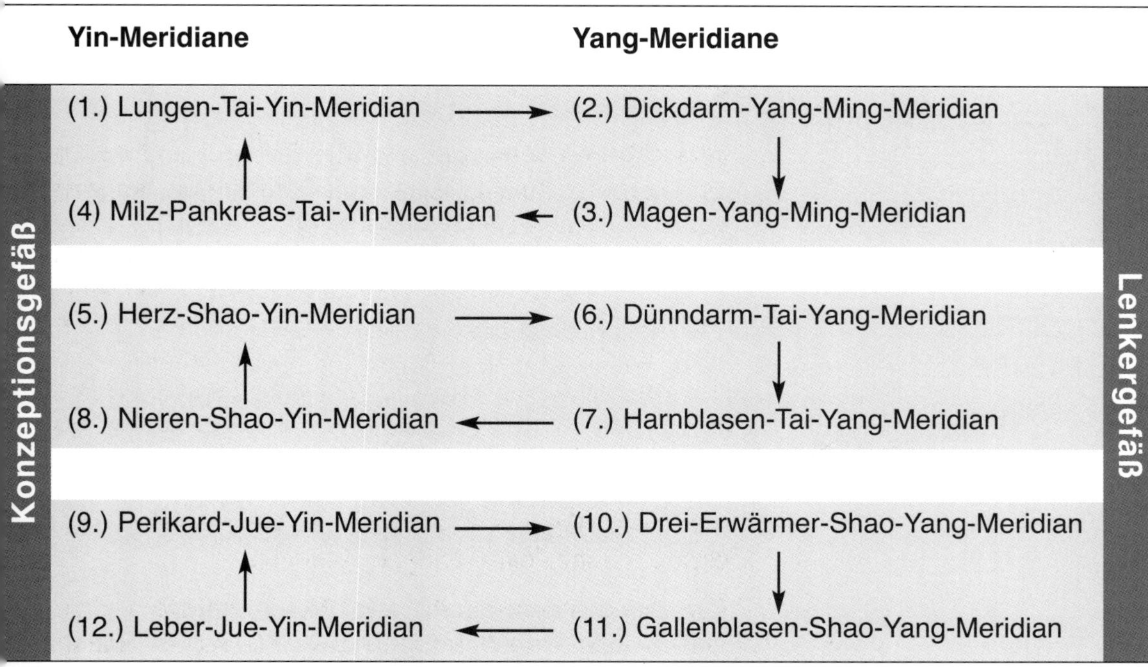

Das Qi beginnt seinen Teilkreislauf jeweils im Brustkorb und läuft über die Innenseite des Armes zur Hand, dann über die Außenseite des Armes zum Kopf, weiter über den Rumpf und die Außenseite des Beines zum Fuß und zurück über die Innenseite des Beines und den Rumpf zum Brustkorb. Über die drei Teilkreisläufe wird das Qi dann im ganzen Körper verteilt. Dabei übernehmen die Sondergefäße (vertreten durch Lenker- und Konzeptionsgefäß) die Koordination und Steuerung, so dass das Qi in allen Meridianen annähernd gleichmäßig verteilt wird.

Die zwölf Hauptmeridiane selbst unterhalten Wechselbeziehungen untereinander, um sich bei der Qi-Zirkulation gegenseitig zu unterstützen. Diese wechselseitigen Beziehungen spielen sich auf zwei Ebenen ab. Zum einen zwischen jeweils zwei Meridianen, die in der Grafik nebeneinander aufgeführt sind. Da es sich jeweils um einen Yin- und einen Yang-Meridian handelt, sprechen wir von einer Yin-Yang-Beziehung. Zum anderen besteht eine Wechselbeziehung jeweils zwischen den Meridianen, die in der Grafik senkrecht übereinander gestellt sind. Da jeweils ein Meridian im Arm und einer im Bein verläuft, sprechen wir hier von einer Oben-Unten-Beziehung.

Der Verlauf der zwölf Hauptmeridiane

Die zwölf Hauptmeridiane sind paarig angelegt. Durch ihren inneren Verlauf stehen sie in direktem Kontakt zu den jeweils zugehörigen inneren Organen, nach denen sie benannt sind. Dadurch dass die Meridiane untereinander verbunden sind, entstehen auch Verbindungen zwischen den einzelnen Organen.

Unterteilt werden die zwölf Hauptmeridiane entsprechend ihres Verlaufes in Armen und Beinen in drei Hand-Yin-Meridiane auf der Innenseite des Armes, drei Hand-Yang-Meridiane auf der Außenseite des Armes, drei Fuß-Yin-Meridiane auf der Innenseite des Beines und drei Fuß-Yang-Meridiane auf der Außenseite des Beines.

Der Lungenmeridian – ShouTaiYinFeiJing

Der innere Verlauf des Lungenmeridians beginnt im Bereich des mittleren Erwärmers (ZhongJiao) im Oberbauch. Er zieht nach unten zum quer verlaufenden Teil des Dickdarms, von dort zurück zum Magen und durch das Zwerchfell zu den Lungen. Von dort aus zieht er zur Kehle, wo ein kleiner Ast zum Gesicht bis zur Nase aufsteigt.

Unter dem äußeren Ende des Schlüsselbeins tritt er an die Oberfläche. Er verläuft über die vordere Seite der Schulter und die Innenseite des Oberarmes zum Ellenbogen, weiter über die Innenseite des Unterarmes zum Handgelenk, über den Daumenballen und Daumen und endet an der äußeren Seite des Daumens neben dem Nagelwinkel. Eine kleine Abzweigung am Handgelenk führt über den Handrücken zu der dem Daumen zugewandten Seite des Zeigefingers und stellt somit die Verbindung zum Dickdarmmeridian her.

Insgesamt liegen auf dem Lungenmeridian elf Punkte. Therapeutisch kann insbesondere auf Erkrankungen von Lunge, Bronchien, Nase, Mund und Rachen eingegangen werden sowie auf lokale Schmerzzustände im Bereich des Meridianverlaufs.

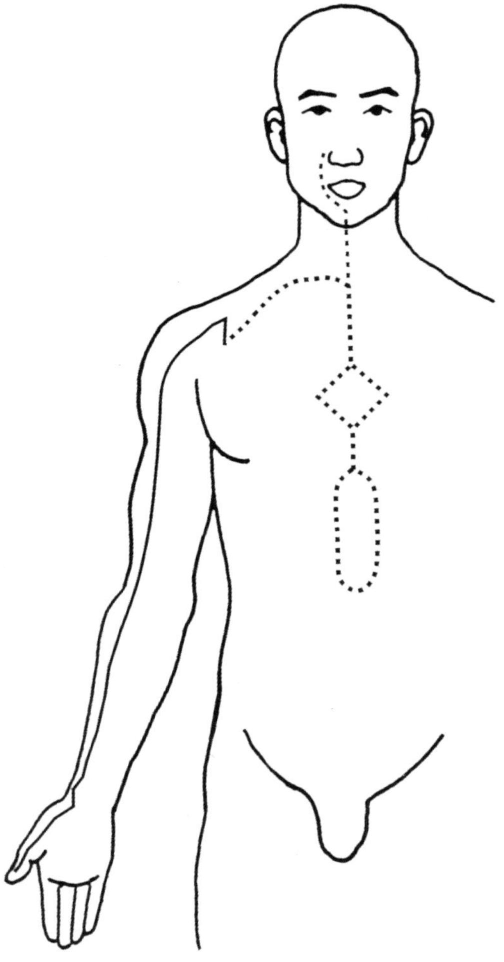

Abb. 55

Der Lungenmeridian

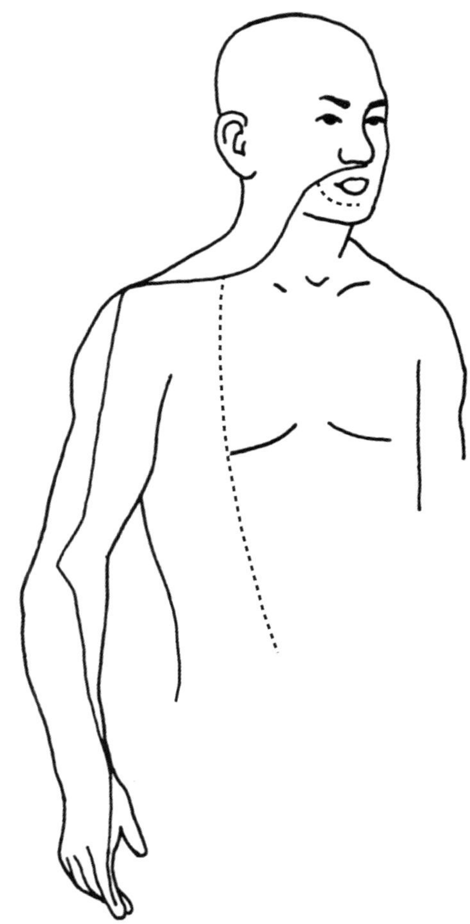

Abb. 56

Der Dickdarmmeridian

Der Dickdarmmeridian – ShouYangMingDaChangJing

Der Dickdarmmeridian entspringt an der dem Daumen zugewandten Seite des Zeigefingers am Ende des Nagelbettes. Er läuft aufwärts an der Seite des Zeigefingers über den Handrücken zwischen dem ersten und zweiten Mittelhandknochen zum Handgelenk, weiter über die vordere Außenseite des Unterarmes, das äußere Ende der Ellenbeugefalte und den äußeren Oberarm bis hinauf zur Schulter. Am inneren Ende des Schlüsselbeines teilt er sich in einen inneren und einen äußeren Verlauf.

Der äußere Verlauf steigt am Hinterrand des Kopfwenders den Hals empor, zieht sich über die Oberlippe um den Mund herum zur anderen Gesichtshälfte und endet neben dem Nasenflügel. Hier verbindet er sich mit dem Magenmeridian.

Der innere Verlauf des Dickdarmmeridians steigt von der Schlüsselbeingrube hinab zu den Lungen, durchs Zwerchfell bis zum Dickdarm.

Der Dickdarmmeridian hat an seiner Oberfläche zwanzig Punkte. Sie werden hauptsächlich bei der Behandlung von Erkrankungen des Kopf- und Gesichtsbereiches eingesetzt, bei Fieber sowie bei Schmerzen entlang des Meridianverlaufes.

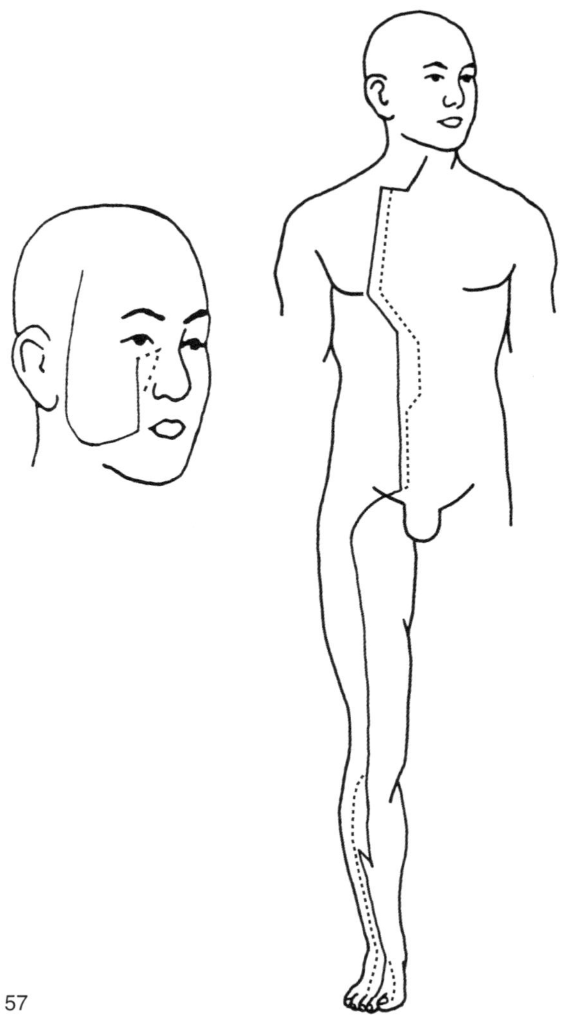

Abb. 57

Der Magenmeridian

Der Magenmeridian – ZuYangMingWeiJing

Der Verbindung mit dem Dickdarmmeridian am Nasenflügel folgend beginnt der Magenmeridian innen am Nasenflügel und steigt auf zum inneren Augenwinkel. Hier besteht eine Verbindung mit dem Blasenmeridian. Am unteren Augenhöhlenrand tritt er an die Oberfläche und verläuft neben der Nase und um den Mund herum abwärts zum Unterkiefer. Hier steigt noch ein Ast aufwärts am Ohr vorbei zur Stirn bis in den Haarwinkel (Geheimratsecken), wo er endet.

Vom Unterkiefer geht der Meridian über den Vorderrand des Kopfwenders zum Schlüsselbein. In der Grube oberhalb des Schlüsselbeines beginnt erneut ein innerer Verlauf des Magenmeridians. Er zieht durch den Brustkorb abwärts über das Zwerchfell zum Magen und dann zur Milz. Vom Magen führt ein innerer Ast anschließend hinunter zur Leistenbeuge, wo er sich mit dem äußeren Verlauf verbindet.

Der oberflächliche Verlauf führt von der Schlüsselbeingrube abwärts über die Brust bis hinab zur Leistenbeuge, weiter über den vorderen Oberschenkel, das Knie und am äußeren Unterschenkel neben dem Schienbein entlang, dann über das Fußgelenk, den Fußrücken, zwischen dem zweiten und dritten Mittelfußknochen und endet schließlich am äußeren Nagelbett der zweiten Zehe. Unter dem Knie führt eine Abzweigung abwärts bis zur äußeren Seite der mittleren Zehe. Eine weitere kleine Abzweigung am Fußrücken geht zur inneren Seite der großen Zehe, um sich mit dem Milz-Pankreas-Meridian zu verbinden.

Der Magenmeridian besitzt an seiner Oberfläche insgesamt 45 Punkte. Die Stimulation wird hauptsächlich bei Erkrankungen des Magendarmtraktes, der Zähne, des Gesichtsbereiches sowie bei Schmerzen entlang des Meridianverlaufes eingesetzt.

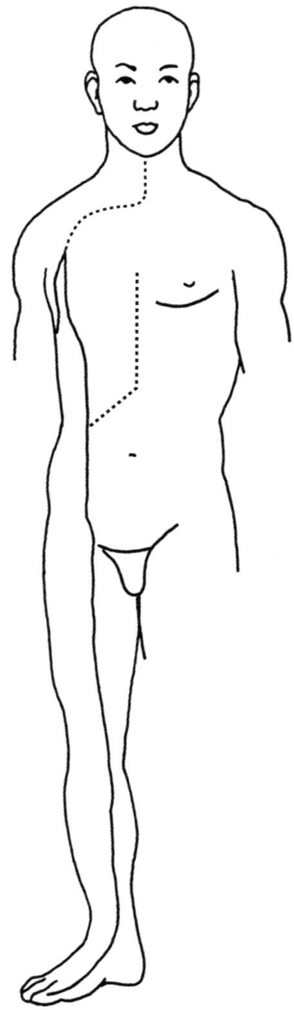

Abb. 58

Der Milz-Pankreas-Meridian

Der Milz-Pankreas-Meridian – ZuTaiYinPiJing

Der Milz-Pankreas-Meridian entspringt neben dem inneren Nagelbett der Großzehe, läuft an der inneren Seite des Fußrückens vor dem Innenknöchel aufwärts entlang der Innenseite des Unterschenkels neben dem Schienbein, dann über die Innenseite des Knies und des Oberschenkels. Er steigt weiter aufwärts zur Leistenbeuge. Hier zweigt der innere Verlauf in den Bauch ab und führt zur Milz mit einer Verbindung zum Magen. Ein Ast geht vom Magen aus durch das Zwerchfell und zum Herzen, wodurch eine Verbindung mit dem Herzmeridian besteht.

Der äußere Verlauf des Milz-Pankreas-Meridians zieht am Bauch auf der Breite der Schlüsselbeinmitte hoch bis zu den Rippen. Weiter seitlich nach außen versetzt läuft er im Brustbereich neben den Brustwarzen bis zum zweiten Zwischenrippenraum hinauf, danach geht er seitwärts wieder nach unten zum sechsten Zwischenrippenraum und endet hier unterhalb der Achselmitte.

In der Brust gelangt ein innerer Zweig die Rippen aufwärts, über die Kehle steigt er hoch bis zur Zungenwurzel und breitet sich an der Zungenunterseite aus.

Der Milz-Pankreas-Meridian hat insgesamt 21 Punkte an seiner Oberfläche, die insbesondere bei der Behandlung von Erkrankungen des Verdauungssystems, der Harn- und Geschlechtsorgane, bei psychischen Beschwerden und Schmerzen entlang des Meridians zum Einsatz kommen.

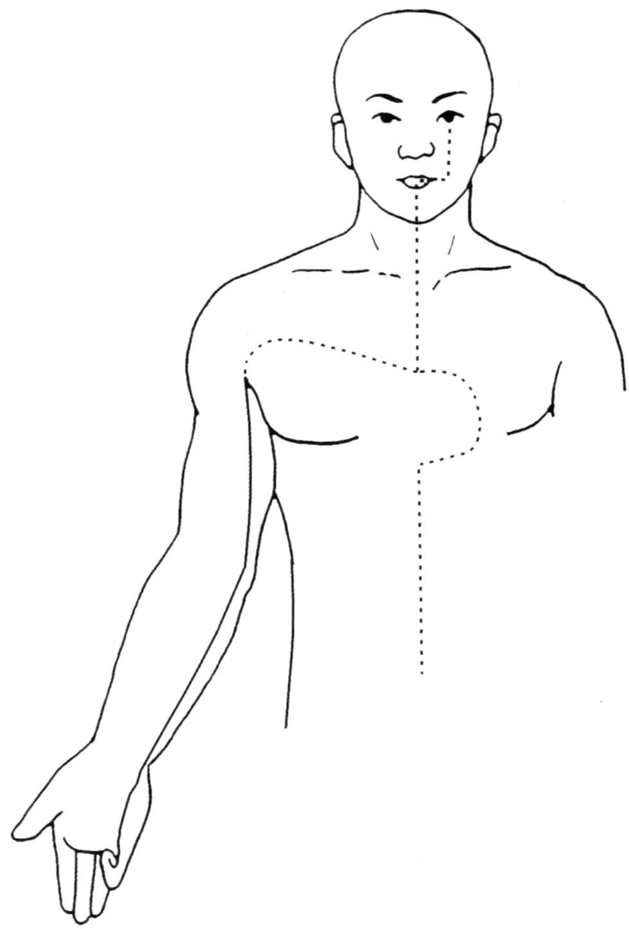

Abb. 59

Der Herzmeridian

Der Herzmeridian – ShouShaoYinXinJing

Der Herzmeridian entspringt in der Mitte des Herzens. Er teilt sich in drei innere Äste. Ein Ast verläuft abwärts durch das Zwerchfell zum Dünndarm. Ein weiterer Ast steigt aufwärts die Speiseröhre entlang durch den Rachen bis zu den Augen. Der dritte Ast zieht durch die Lunge zu den Achselhöhlen. Hier beginnt der äußere Verlauf.

Ausgehend von der Mitte der Achselhöhle läuft der äußere Meridian den Arm abwärts über die hintere Beugeseite des Oberarmes, die Ellenbeuge, den Unterarm, weiter über die Innenseite des Handgelenks und der Handfläche, über die Innenseite des kleinen Fingers, wo er am Nagelbett endet. An dieser Stelle verbindet er sich mit dem Dünndarmmeridian.

Auf dem Herzmeridian befinden sich neun Punkte. Sie werden hauptsächlich bei Erkrankungen des Herzens, bei Störungen des vegetativen Nervensystems, psychischen Störungen, Schmerzen im Brustbereich und entlang des Meridianverlaufs eingesetzt.

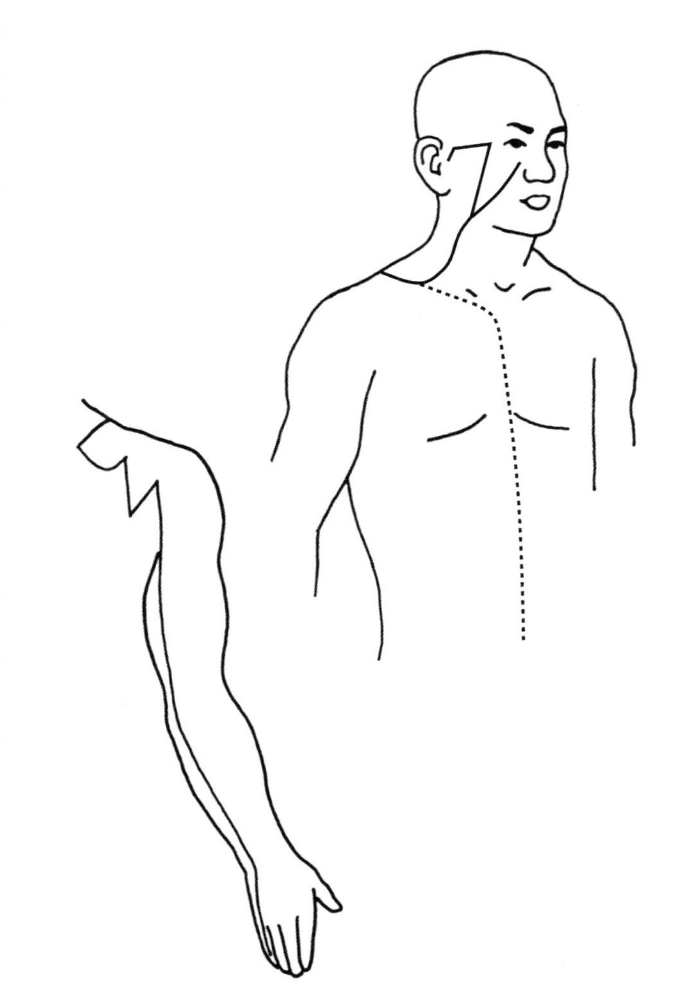

Abb. 60

Der Dünndarmmeridian

Der Dünndarmmeridian – ShouTaiYangXiaoChangJing

Der Dünndarmmeridian beginnt an der Außenseite des kleinen Fingers, läuft außen am kleinen Finger entlang, über die Handkante aufwärts zum Unterarm, über den Ellenbogen und die Rückseite des Oberarmes zur Schulter. Hier zieht der Verlauf zickzackartig über den oberen Teil des Schulterblattes. Am höchsten Punkt gibt es eine Verbindung zum Punkt DuMai 14 und damit zum Lenkergefäß. Über die Schulter hinweg steigt der äußere Verlauf am Hals seitlich aufwärts bis zur Wange und endet vor dem Ohr. Dabei läuft eine kleine Abzweigung an der Wange zum inneren Augenwinkel und trifft dort auf den Blasenmeridian.

Der innere Verlauf zweigt in der Schlüsselbeingrube ab, tritt in den Brustkorb ein und zieht durch Herz, Zwerchfell und Magen, bevor er am Dünndarm endet.

Auf dem oberflächlichen Verlauf befinden sich insgesamt 19 Punkte, die in erster Linie bei Erkrankungen des Mund- und Rachenraumes, des Ohrs, der Brust, des Nackens, der Schulter und des oberen Rückens sowie bei Schmerzen entlang des gesamten Meridianverlaufs eingesetzt werden.

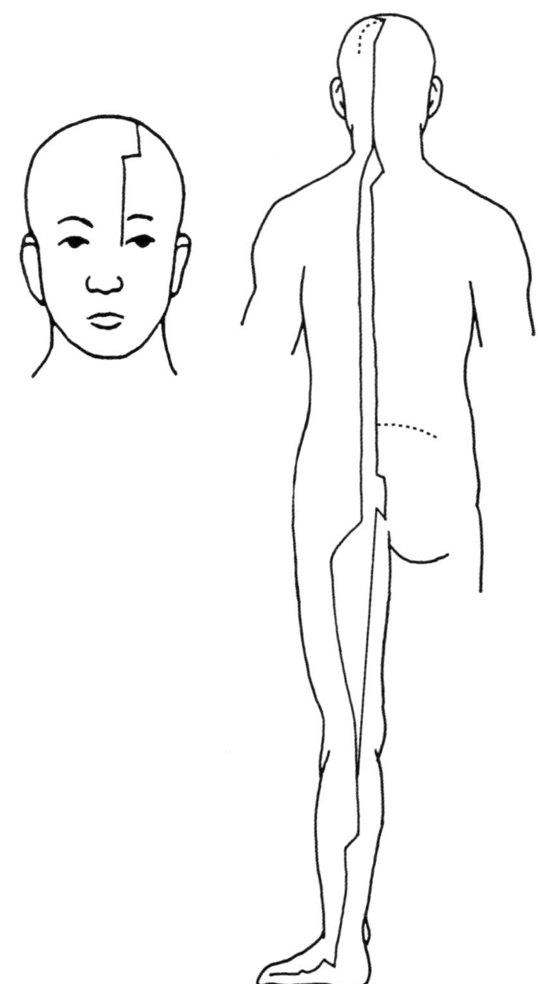

Abb. 61

Der Blasenmeridian

Der Blasenmeridian – ZuTaiYangPangGuangJing

Der Blasenmeridian beginnt im inneren Augenwinkel, läuft aufwärts parallel zur Mittellinie des Kopfes über die Stirn und verbindet sich am höchsten Scheitelpunkt Bai-Hui, DuMai 20, mit dem Lenkergefäß. Ein innerer Zweig führt von hier aus zum Gehirn.

Der oberflächliche Verlauf führt weiter über den Hinterkopf zum Nacken. Dort teilt sich der Meridian in jeweils zwei neben der Wirbelsäule abwärts führende Verläufe. Der äußere Zweig verläuft auf der Linie der Schulterblattinnenkante, der innere in der Mitte zwischen dieser Linie und der Wirbelsäule. In der Lendengegend zieht eine Abzweigung ins Körperinnere zu Niere und Blase.

Die äußeren Verläufe führen weiter über das Gesäß, die Oberschenkel und vereinigen sich wieder in der Mitte der Kniekehlen. Von dort zieht der Meridian abwärts über den hinteren Unterschenkel, führt leicht versetzt hinter dem äußeren Fußknöchel vorbei, zur Außenseite des Fußrückens und endet am äußeren Nagelbett der kleinen Zehe, wo er auf den Nierenmeridian trifft.

Der Blasenmeridian hat 67 Punkte und ist der längste Hauptmeridian. Stimulationen dieses Meridians werden hauptsächlich bei Erkrankungen verschiedener innerer Organe, bei Kopf- und Rückenschmerzen sowie Beschwerden im Beinbereich vorgenommen.

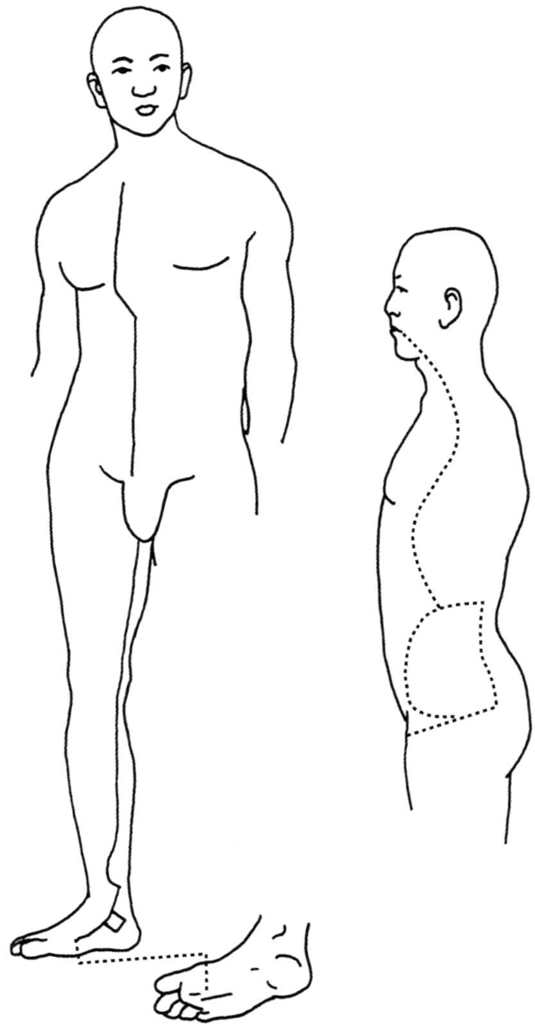

Abb. 62

Der Nierenmeridian

Der Nierenmeridian – ZhuShaoYinShenJing

Der Nierenmeridian beginnt in der Mitte der Fußsohle, zieht aufwärts über den Innenrand des Fußrückens, macht einen kreisförmigen Bogen hinter dem Innenknöchel und führt hinter dem Schienbein auf der Innenseite des Unterschenkels hinauf, weiter an der Innenseite von Knie und Oberschenkel entlang. An der Wirbelsäulenbasis zweigt ein innerer Verlauf zu Nieren und Blase ab. Ein weiterer innerer Ast des Nierenmeridians steigt von den Nieren durch Leber, Zwerchfell und Lungen aufwärts zur Kehle bis zur Zungenwurzel.

Äußerlich läuft der Meridian weiter über das Schambein und knapp neben der Mittellinie des Bauches aufwärts. Im Brustbereich zieht der äußere Verlauf etwas weiter seitlich entlang, auf der Mittellinie zwischen Körper- und Schlüsselbeinmitte, und endet unter dem Schlüsselbein.

Es gibt insgesamt 27 Punkte auf dem Nierenmeridian, die hauptsächlich bei Erkrankungen der Harn- und Geschlechtsorgane, der Mund- und Rachenhöhle, bei Krampfanfällen und Schmerzen im Bereich des Meridianverlaufes eingesetzt werden.

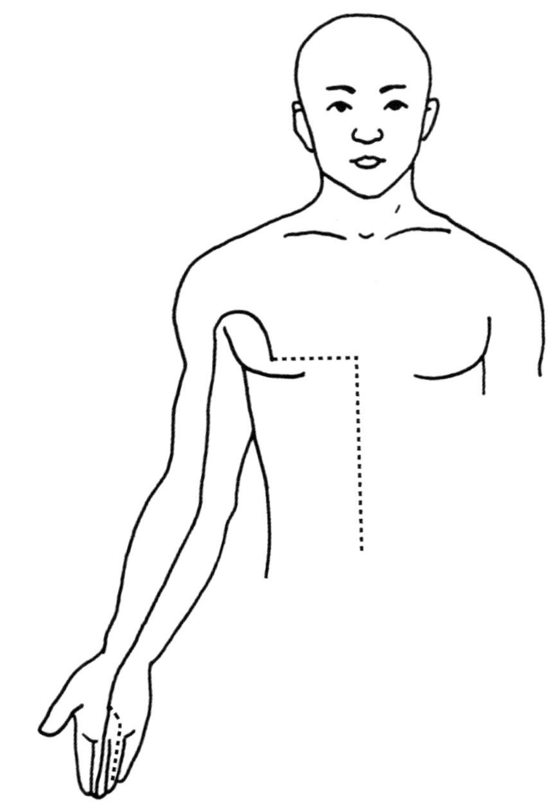

Abb. 63

Der Perikardmeridian

Der Perikardmeridian – ShouJueYinXinBaoJing

Der Perikardmeridian, auch Kreislauf-Sexus-Meridian genannt, entspringt in der Brusthöhle direkt in seinem dazugehörigen Organ, dem Herzbeutel.

Ein innerer Verlauf tritt von hier aus durch das Zwerchfell und verbindet oberen, mittleren und unteren Erwärmer miteinander. Ein zweiter innerer Verlauf zieht vom Herzbeutel durch die Brust und tritt neben der Brustwarze an die Oberfläche, verläuft um die Achsel über die vordere Schulter, den inneren Oberarm abwärts, die

Ellenbeuge und den inneren Unterarm entlang zur Mitte des Handgelenks. Er kreuzt die Handfläche am Punkt LaoGong und endet an der Spitze des Mittelfingers. In der Handfläche zweigt ein kleiner Ast ab, der zur Spitze des Ringfingers führt und damit die Verbindung mit dem Drei-Erwärmermeridian schafft.

Der Perikardmeridian hat an seiner Oberfläche neun Punkte, die bei Erkrankungen des Magens, des Herzens und des Kreislaufs, bei psychischen Störungen sowie bei Schmerzen im Brustbereich und entlang des Meridianverlaufs eingesetzt werden.

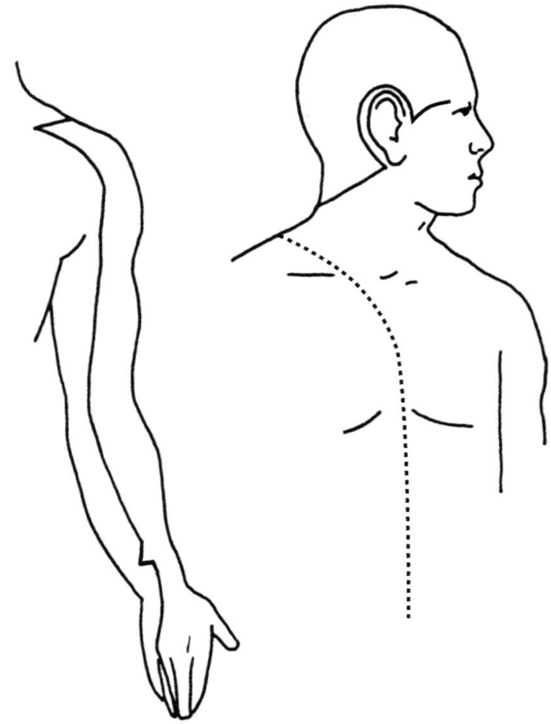

Abb. 64

Der Drei-Erwärmermeridian

Der Drei-Erwärmermeridian – ShouShaoYangSanJiaoJing

Der Drei-Erwärmermeridian, auch Dreifacher-Erwärmermeridian genannt, beginnt an der Außenseite des Ringfingers und läuft aufwärts über den Handrücken und das Handgelenk, den äußeren Unterarm, den Ellenbogen und den hinteren Oberarm. An der Schulter angelangt, steigt der äußere Ast am hinteren Hals nach oben zum Ohr, läuft hinten um das Ohr herum und endet am äußeren Ende der Augenbraue.

Der innere Verlauf zweigt an der Schulter ab und tritt in der Schlüsselbeingrube in den Brustkorb ein. Er führt über den Herzbeutel und das Zwerchfell zum oberen, mittleren und unteren Erwärmer.

Insgesamt gibt es 23 Punkte auf dem Dreifacher-Erwärmermeridian. Sie werden vorwiegend eingesetzt bei Erkrankungen der Ohren, der Mund- und Rachenhöhle, bei Migräne, Schmerzen der seitlichen Körperpartie und entlang des äußeren Meridianverlaufs.

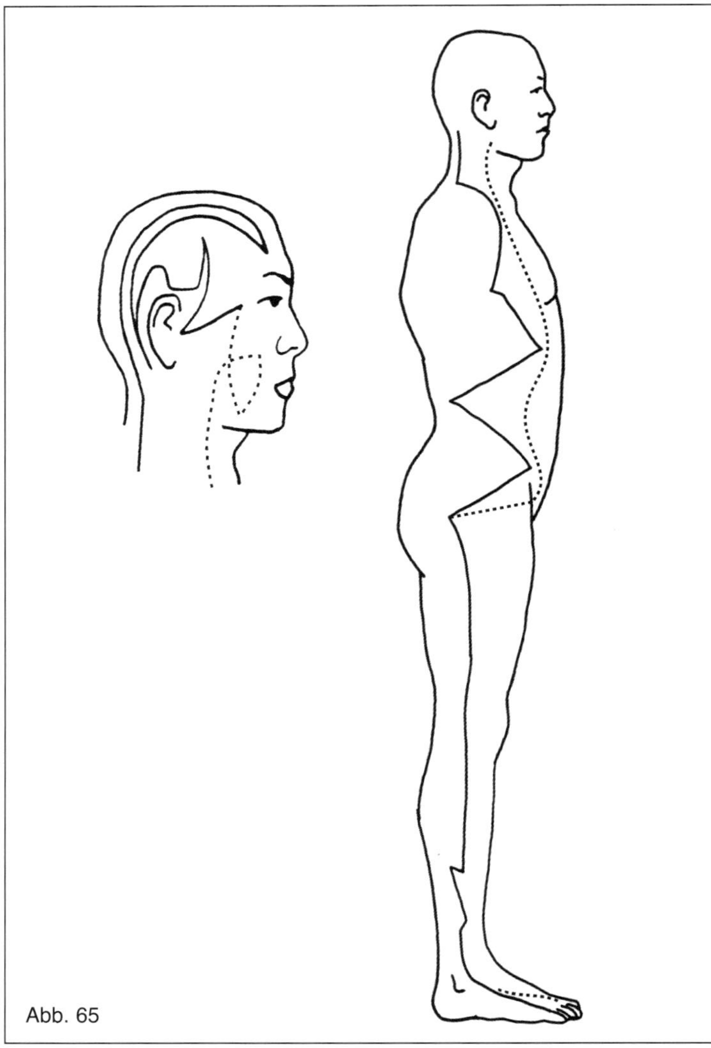

Der Gallenblasenmeridian

Der Gallenblasenmeridian – ZuShaoYangDanJing

Der Gallenblasenmeridian beginnt mit zwei Ästen für den oberflächlichen und den inneren Verlauf am äußeren Augenwinkel.

Der äußere Verlauf des Meridians führt zum Ohr, zieht an der Seite des Kopfes halbmondartig hin und her und setzt sich dann von der Stirn über den Scheitel zum Nacken fort. Von dort aus läuft er über die Schulter nach vorn zur Achsel, von wo aus er über die Brustkorbseite zickzackartig zum Hüftgelenk führt. Relativ geradlinig führt er über die Außenseite des Oberschenkels, des Knies und des Unterschenkels weiter abwärts. Vor dem äußeren Knöchel zieht er über den Fußrücken und endet neben dem äußeren Nagelbett der vierten Zehe. Eine Abzweigung führt vom Fußrücken zur Großzehe und schafft somit die Verbindung zum Lebermeridian.

Der innere Verlauf führt vom Augenwinkel durch die Wange, über den Hals zur Brust, zu Leber und Gallenblase. Am Unterbauch tritt er wieder an die Oberfläche und vereint sich an der Hüfte mit dem äußeren Ast.

Der Gallenblasenmeridian hat 44 Punkte. Sie werden häufig benutzt bei Erkrankungen der Gallenblase, der Leber, bei Kopf- und Nackenschmerzen, bei Schmerzen der seitlichen Körperpartie sowie im Bereich des gesamten äußeren Meridianverlaufs.

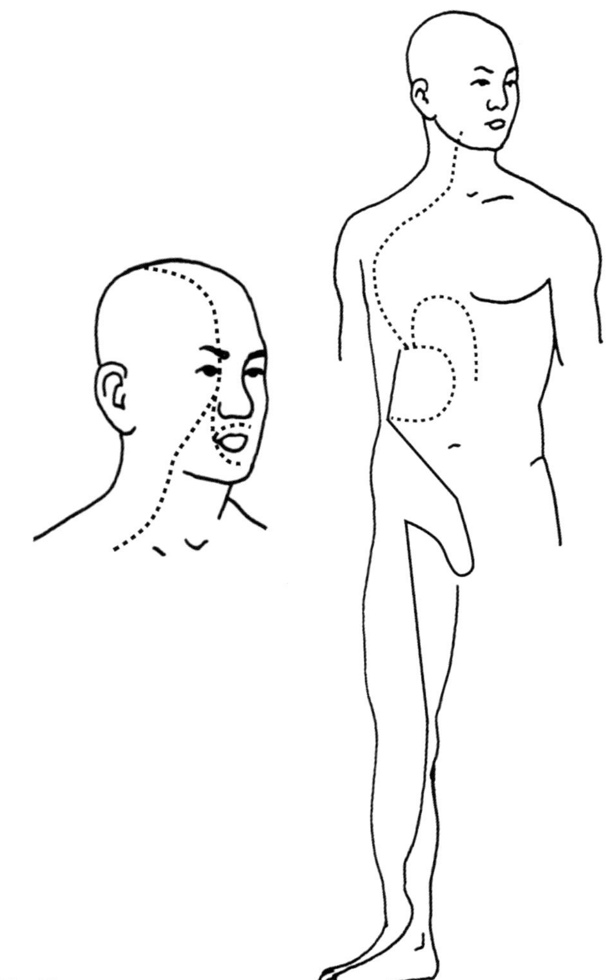

Abb. 66

Der Lebermeridian

Der Lebermeridian – ZuJueYinGanJing

Der Lebermeridian beginnt am äußeren Nagelbett der Großzehe, läuft über den Fußrücken aufwärts, am inneren Knöchel vorbei, an der Innenseite des Unterschenkels aufwärts, innen am Knie und am Oberschenkel entlang und passiert die Leistenbeuge. Hier umkreist er die Schamgegend und tritt ins Bauchinnere ein. Oberflächlich verläuft er weiter aufwärts über die seitliche Region des Bauches, am Rippenbogen vorbei bis zum sechsten Zwischenrippenraum.

Der innere Verlauf steigt vom Unterbauch aufwärts zu Leber und Gallenblase und verzweigt sich unter den Rippen, von wo er übergeht zur Lunge und auf den Lungenmeridian trifft. Eine weitere Abzweigung steigt aufwärts zur Kehle und dann zu den Augen. Von dort aus führt ein Ast über die Wange zum Mund und umkreist diesen, der andere steigt die Stirn aufwärts bis zum Scheitel.

Auf dem Lebermeridian befinden sich insgesamt 14 Punkte. Sie werden bei Erkrankungen der Leber und der Gallenblase, der Harn- und der Geschlechtsorgane, bei Spannungsgefühlen und Kopfschmerzen sowie bei Schmerzen in der seitlichen Rippengegend und entlang des Meridianverlaufs eingesetzt.

Der Verlauf der acht Sondermeridiane

Die Sondermeridiane übernehmen nach Lehrmeinung der TCM die regulativen Aufgaben innerhalb des Meridiansystems. Sie sammeln das Qi aus den zwölf Hauptmeridianen und verteilen es wieder an diese zurück. Daher werden sie auf chinesisch „Gefäße“, Mai, genannt. Die acht Sondermeridiane haben dadurch eine ausgleichende Wirkung auf das Qi-Niveau. Von den acht Sondermeridianen sind nur Lenker- und Konzeptionsgefäß ständig aktiv. Die restlichen sechs Sondermeridiane treten nur in Aktion, wenn eine Störung in einem der Hauptmeridiane vorliegt. Sie laufen durch die Punkte der anderen Meridiane und besitzen selbst keine eigenen Punkte.

Das Lenkergefäß – DuMai

Das Lenkergefäß lenkt die Yang-Meridiane des Körpers. Er entspringt im Becken und kommt unterhalb des Steißbeins an die Oberfläche. Auf der Mittellinie des Rückens, also auf der Wirbelsäule läuft er aufwärts über den Nacken zum Scheitelpunkt am Kopf BaiHui (Lenkergefäß 20), von dort aus über die Stirn und die Nase bis zum Oberkiefer.

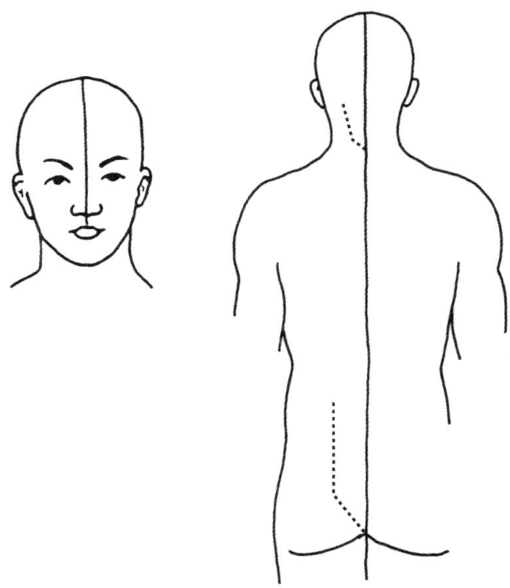

Abb. 67

DuMai

Im Körperinneren steigt ein Ast vom Becken zur Niere auf. Eine weitere Abzweigung des äußeren Verlaufes führt vom Nacken aus nach innen zum Gehirn.

Auf dem Lenkergefäß liegen 28 Punkte. Therapeutisch werden die Punkte stimuliert bei Funktionsstörungen des zentralen Nervensystems, bei Erkrankungen der Wirbelsäule und der inneren Organe.

Das Konzeptionsgefäß – RenMai

Das Konzeptions- oder Dienergefäß ist verantwortlich für die Yin-Meridiane und verläuft entlang der vorderen Mittellinie des Körpers. Es beginnt ebenfalls im Becken und tritt zwischen After und äußerem Geschlechtsorgan am Punkt HuiYin an die Oberfläche. Es zieht aufwärts über den Bauch, die Brust, den Hals und das Kinn und endet unter der Unterlippe. Hier beginnt ein innerer Verlauf, der den Mund umkreist und dann zu den Augen aufsteigt.

Das Konzeptionsgefäß hat 24 Punkte, die bei Erkrankungen der inneren Organe, besonders der Harn- und der Geschlechtsorgane, eingesetzt werden.

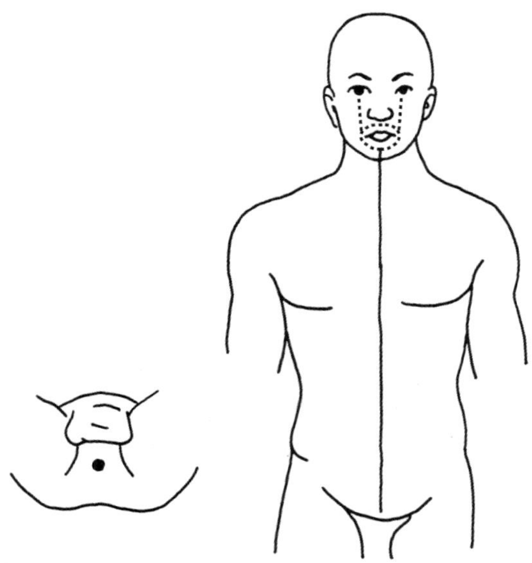

Abb. 68

RenMai

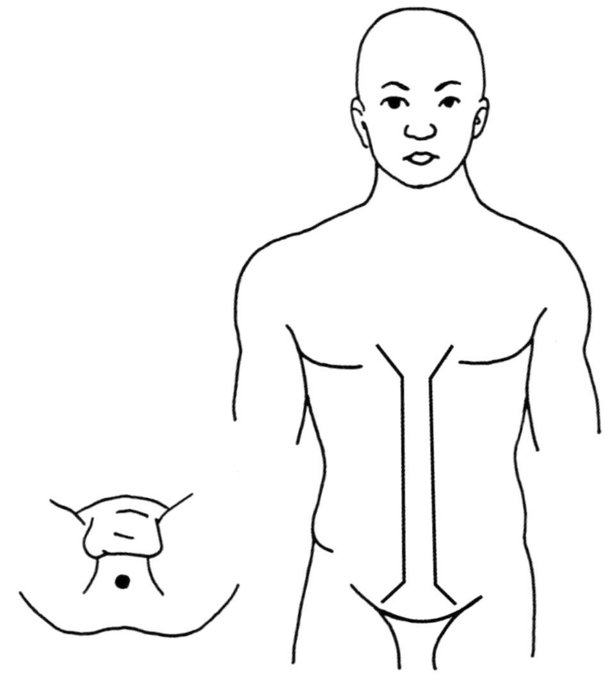

Abb. 69

ChongMai

Vitalgefäß – ChongMai

Das Vitalgefäß entspringt wie Lenker- und Konzeptionsgefäß aus dem Becken, steigt zuerst herab zu HuiYin (Konzeptionsgefäß 1) am Beckenboden und teilt sich dort nach links und rechts in zwei parallele Arme. Diese laufen jeweils über die Leistenbeuge und dann am Bauch über den Nierenmeridian vom Schambein zu YouMen (Nierenmeridian 21) und enden im Brustkorb.

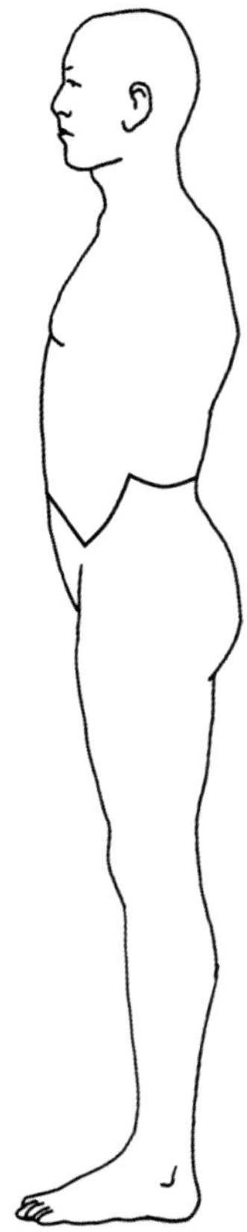

Abb. 70

DaiMai

Gürtelgefäß – DaiMai

Das Gürtelgefäß entspringt am freien Ende der elften Rippe und läuft schräg nach vorne zu WeiDao (Gallenblasenmeridian 28) am unteren Ende des vorderen oberen Darmbeinstachels und steigt hinauf zum Bauchnabel. Von dort aus läuft es weiter wie beschrieben über WeiDao zum freien Ende der elften Rippe auf der anderen Seite, um dann gürtelförmig über MingMen (Lenkergefäß 4) unter dem zweiten Lendenwirbel zum Ausgangspunkt zurückzukommen.

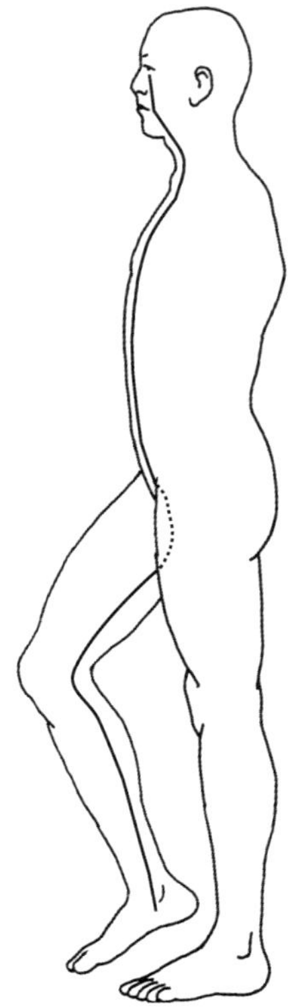

Abb. 71

YinQiaoMai

Yin-Beweglichkeitsgefäß – YinQiaoMai

Das Yin-Beweglichkeitsgefäß läuft jeweils links und rechts parallel, beginnend am unteren Ende des inneren Knöchels, hinauf über die Innenseite des Unterschenkels und die Innenseite des Oberschenkels zum Unterleib, dann über den Bauch, den Brustkorb und den Hals und endet am Auge auf der Gegenseite des Gesichts.

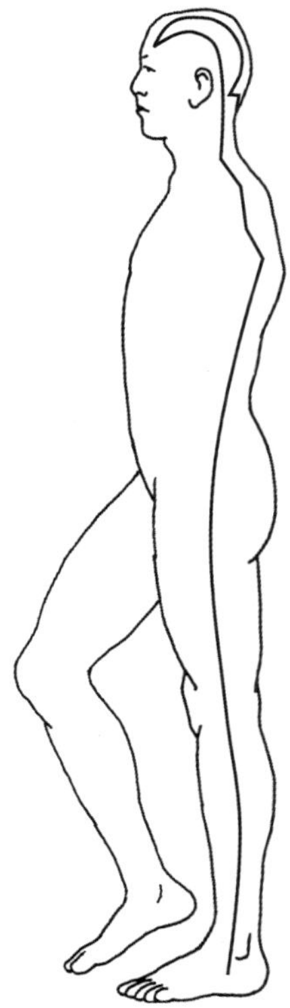

Abb. 72

YangQiaoMai

Yang-Beweglichkeitsgefäß – YangQiaoMai

Das Yang-Beweglichkeitsgefäß verläuft paarig links und rechts auf dem Körper, beginnt unter dem äußeren Knöchel, steigt hinauf über die Außenseite des Unterschenkels und des Oberschenkels zum äußeren Rollhügel, läuft weiter über die Außenseite des Rumpfes und die Rückseite der Schulter zu NaoShu (Dünndarmmeridian 10). Danach zieht es im Bogen über JianYu (Dickdarmmeridian 15) und JuGu (Dickdarmmeridian 16), über die Außenseite des Halses zum Mundwinkel, dann an der Nase und am Auge vorbei durch die Stirn, die Schläfe und zum Hinterkopf und endet am FengChi Punkt (Gallenblasenmeridian 20).

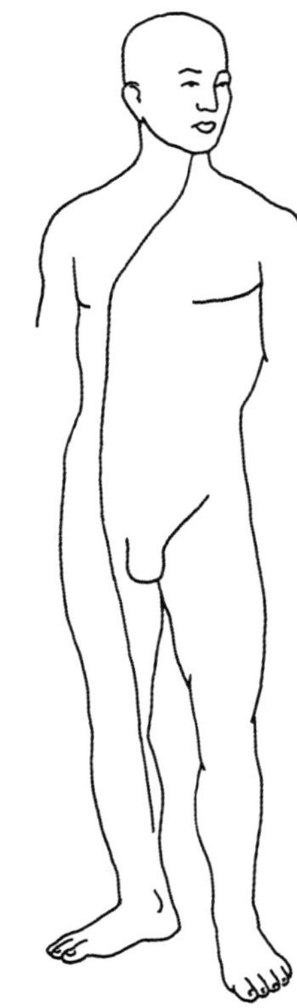

Abb. 73

YinWeiMai

Yin-Regulationsgefäß – YinWeiMai

Es gibt je ein Yin-Regulationsgefäß auf beiden Hälften des Körpers. Es springt am LianQuan Punkt (Konzeptionsgefäß 23) oberhalb des Kehlkopfes, läuft herunter zu TianTu (Konzeptionsgefäß 22) am Übergang vom Hals zum Brustkorb, dann zur Seite und herunter über die Rippen und den Bauch zur Leistenbeuge. Weiter läuft es über die Innenseite des Oberschenkels und endet am ZhuBin (Nierenmeridian 9) an der Innenseite des Unterschenkels.

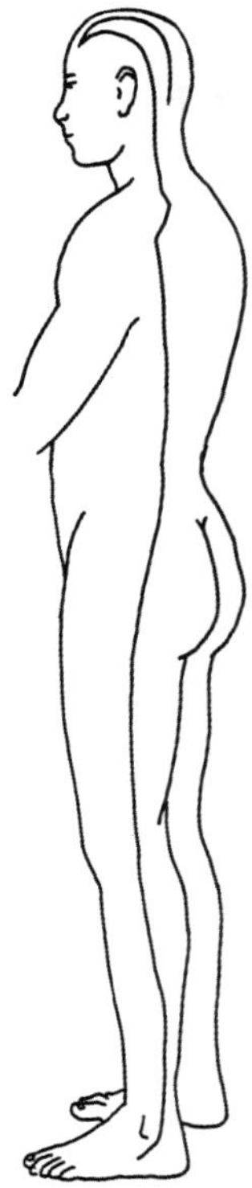

Abb. 74

YangWeiMai

Yang-Regulationsgefäß – YangWeiMai

Auf jeder Körperhälfte existiert je ein Yang-Regulationsgefäß. Es beginnt am YaMen Punkt (Lenkergefäß 15) am Hinterkopf, läuft zu FengChi (Gallenblasenmeridian 20) analog zum Gallenblasenmeridian über den Scheitel zu YangBai (Gallenblasenmeridian 14) an der Stirn und zurück über die Schläfe zu JianJing (Gallenblasenmeridian 21) auf der Schulter, dann hinter dem Schultergelenk hinunter über die Außenseite des Rumpfes, des Oberschenkels und des Unterschenkels, hinter dem äußeren Knöchel und endet am JingMen Punkt (Harnblasenmeridian 63) vor und unter dem äußeren Knöchel.

Die Fünf Elemente/Wandlungsphasen – WuXing

Eine weitere grundlegende Theorie der TCM, die im Qigong und vor allem bei der Anwendung des Qigong im Bereich der Krankheitsvorbeugung und -behandlung eine Rolle spielt, ist die Theorie der fünf Elemente beziehungsweise fünf Wandlungsphasen WuXing. Ursprünglich ist WuXing eine Theorie der chinesischen Philosophie hinsichtlich der Zusammensetzung und Entstehung unseres Kosmos. Für die TCM wurde diese Theorie übernommen, um die ganzheitlichen Beziehungen zwischen Mensch und Umwelt und die komplexen Wechselbeziehungen innerhalb des menschlichen Organismus zusammenfassend darzustellen und brauchbare Hinweise für die Krankheitsvorbeugung, -behandlung und auch die Diagnose zu erhalten.

Die Theorie von WuXing ist sehr komplex und umfangreich. Hier können nur einige Kernbereiche verdeutlicht werden, die bei der Anwendung von Qigong besonders wichtig sind. In folgender Tabelle werden diese Teilaspekte dargestellt.

Dabei werden bestimmte Phänomene anhand ihrer Charakterzüge beziehungsweise ihrer Wechselbeziehungen einem Element zugeordnet. Hier wird das Element Holz als Beispiel gewählt, um die Vorgehensweise zu verdeutlichen. Die Zuordnung bei allen anderen Elementen – Feuer, Erde, Metall und Wasser – erfolgt nach dem gleichen Schema.

Mit dem Element Holz, das im Chinesischen zugleich Baum bedeutet, werden in China Keimen und Wachsen assoziiert, also der Beginn eines Lebens. In der Natur beginnt das Leben im Frühling, dabei zeigen die Bäume mit neuen Trieben ihre grünen Blätter und im Frühling herrscht häufig ein windiges Klima. Die Gan – Leber, übernimmt nach Auffassung der TCM die ordnende Funktion – im Sinne der vegetativen Steuerung – für die Aktivitäten

Element	Holz	Feuer	Erde	Metall	Wasser
Zang-Speicherorgan	Leber	Herz	Milz-Pankreas	Lunge	Nieren
Fu-Hohlorgan	Gallenblase	Dünndarm	Magen	Dickdarm	Harnblase
Funktion	Stoffwechsel (Teil) / Vegetatives Nervensystem	Kreislauf / Zentrales Nervensystem	Verdauung / Stoffwechsel (Teil)	Atmung / Abwehr-system	Urogenital-system
Sinnesorgan	Auge (Sehen)	Zunge (Sprechen)	Mund (Schmecken)	Nase (Riechen)	Ohr (Hören)
Körperschicht	Sehnen (Motorik)	Blutgefäße	Muskeln	Haut	Knochen
Körperpartie	Schultern / Rippenbogen	Nacken / Brustmitte	Rücken (untere Brustwirbel) / Oberbauch	Oberer Rücken / Brustkorb	Lenden-Kreuz/ Unterleib
Emotion	Zorn / Ärger	Freude / Euphorie	Grübeln / Sorgen	Trauer /Melancholie	Angst / Schreck
Farbe	Grün / Blau	Rot / Orange	Gelb / Braun	Weiß / Metallisch	Schwarz / Violett
Geschmacks-richtung	sauer	bitter	süß	scharf	salzig
Klimatischer Faktor	Wind /Zugluft	Hitze	Nässe	Trockenheit	Kälte
Jahreszeit	Frühling	Sommer	Spätsommer	Herbst	Winter

der Organe, die einwandfreie Funktion der verschiedenen Organe ermöglicht aber erst die Existenz des Lebens. Zorn ist unberechenbar und bricht oft plötzlich und massiv aus. Der ganze Körper zittert vor Wut. Dies erinnert uns an einen Taifun. Bei großem Zorn kann das Gesicht eine blau-grüne Färbung zeigen. Wenn wir Emotionen stark und dauernd unterdrücken müssen, entsteht Verärgerung, die eine Anspannung in der Schulterpartie oder Spannungsschmerzen im Bereich der Rippenbögen (auch in Form einer funktionellen Kolik der Gallenblase) hervorrufen kann. Bei großer Aufregung können wir unsere feinmotorischen Bewegungen nicht einwandfrei koordinieren. Funktionsstörungen in der Leber können Veränderungen oder Beschwerden in den Augen wie Augenrötung, gelbe Färbung der Augen oder Sehstörungen bedingen. Bei Erkrankungen der Leber und der Gallenblase können PatientInnen manchmal einen sauren Geschmack im Mund empfinden und viele Arzneimittel der TCM, die wirksam gegen Erkrankungen von Leber und Gallenblase sind, haben auch einen sauren Geschmack. Aufgrund dieser Beobachtungen werden die oben dargestellten Phänomene unter dem Element Holz zusammengefasst.

In der TCM werden Störungen oder Beschwerden in diesen Bereichen als Erkrankungen im Sinne einer Gleichgewichtsstörung in der Gan – Leber angesehen. Auch weitere Erkrankungen, die solche Charakterzüge innehaben wie erhöhter Blutdruck, Schlaganfall etc. zählt die TCM dazu. Wenn dieser Zusammenhang deutlich ist, kann Qigong, das im Verständnis der TCM allgemein starken Einfluss auf die Gan – Leber ausübt, in der Vorbeugung oder Behandlung eingesetzt werden.

Gegebenenfalls holen Sie sich fachliche Hilfe von jemandem, der oder die in TCM ausgebildet ist. Wir müssen allerdings wissen, welchen Bereich der Leber – Stoffwechsel, vegetatives Nervensystem oder Emotion – die entsprechende Qigong-Übung ansprechen kann. Denn viele Qigong-Übungen richten sich nur auf einen Teil der verschiedenen Aspekte eines Organs.

So wirken sich zum Beispiel viele Qigong-Übungen, die für die Leber gut sind, förderlich im Bereich der vegetativen Regulierung oder zur Harmonisierung der Emotionen aus, haben also eine ausgleichende beziehungsweise beruhigende Wirkung. Sie sind jedoch kaum erfolgversprechend bei Leberfunktionsstörungen wie Stoffwechselerkrankungen oder Leberentzündung.

Eine weitere Möglichkeit, die Theorie der fünf Wandlungsphasen zu nutzen, liegt in der Vorbeugung und Behandlung von Beschwerden oder Erkrankungen anhand der Wechselbeziehungen zwischen den Elementen. Zum einen gibt es die wechselseitige Förderung oder Hervorbringung, XiangSheng. Das bedeutet, dass ein Element die Existenz eines anderen ermöglichen beziehungsweise sein Wachstum und seine Funktionen fördern kann. Das fördernde Element wird als Mutter bezeichnet, dasjenige, das gefördert wird, heißt Kind oder Sohn. In der folgenden Grafik sehen Sie die zyklischen Beziehungen der Förderung oder Hervorbringung.

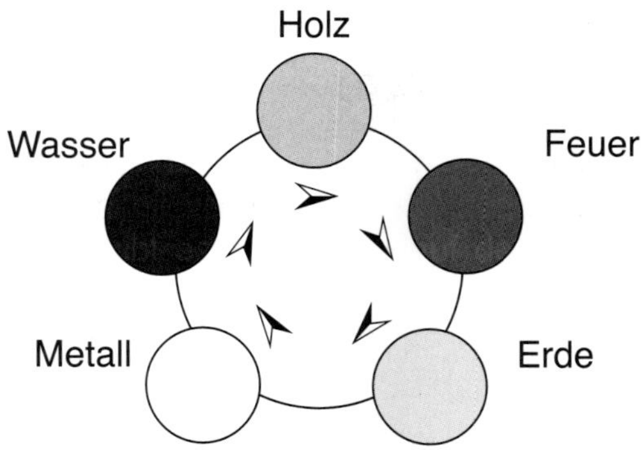

Zum anderen gibt es die wechselseitige Mäßigung oder Beherrschung, XiangKe. Das heißt, die Aktivitäten, das Wachstum oder die Funktionen des einen Elementes werden durch ein anderes gehemmt oder kontrolliert. Das hemmende oder kontrollierende Element wird Herrscher oder der Überlegene genannt. Das Element, das von einem anderen kontrolliert beziehungsweise gehemmt wird, wird als der Beherrschte oder der Unterlegene bezeichnet. In der folgenden Grafik werden diese zyklischen Beziehungen gezeigt.

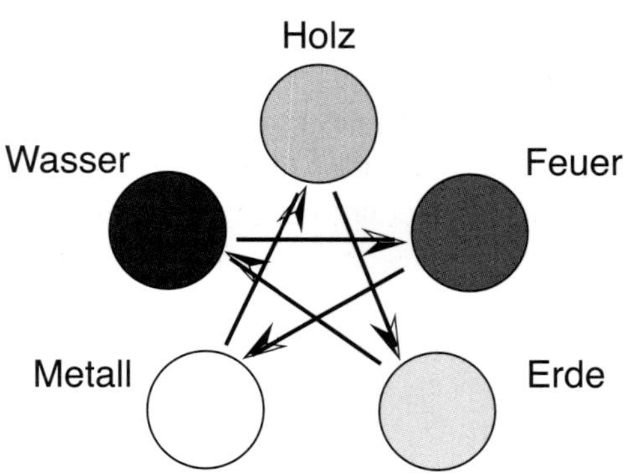

Vor der Behandlung durch Qigong muss sicher gestellt werden, welches Organ für die entsprechenden Beschwerden oder eine Erkrankung verantwortlich ist, welches Organ nach Lehrmeinung der TCM erkrankt ist und welches Syndrom – Xu-Leere oder Shi-Fülle – vorliegt. Hier sollten Sie ebenfalls die fachliche Hilfe einer in TCM geschulten Ärztin oder eines Arztes beziehungsweise Heilpraktikers einholen, damit Sie keine Fehler machen. Dann suchen Sie das entsprechende Element mit dem zuständigen Organ aus der Tabelle.

Wenn in einem Organ eine Xu-Leere im Sinne von Qi-Mangel als Syndrom vorliegt, können Sie Qigong-Übungen einsetzen, die das Organ, das dem Element der Mutter zugeordnet ist, stärken und stabilisieren. Denn wenn die Mutter unterstützt wird, kann sie das Kind beziehungsweise den Sohn fördern. Haben Sie zum Beispiel Beschwerden wie innere Unruhe, Gereiztheit, Schlafstörungen, Spannungskopfschmerzen, rasche körperliche Erschöpfung, Niedergeschlagenheit, Kreislaufbeschwerden wie Schwindel, Ohrensausen etc., dann herrscht nach Auffassung der TCM ein relativ aufsteigendes Yang in der Leber, das bedingt ist durch Yin-Mangel. Das heißt, trotz einiger Zeichen von Shi-Fülle wie Kopfschmerzen und innerer Unruhe herrscht im Grunde eine Xu-Leere, die diese Symptome provoziert. In diesem Fall können Sie Qigong-Übungen einsetzen, die guten Einfluss auf die Nieren haben. Denn das obige Beschwerdebild wird in der TCM als Erkrankung der Leber angesehen. Leber gehört zum Element Holz und das Element Wasser (Nieren) ist dessen Mutter.

Wenn in einem Organ Shi-Fülle im Sinne von Qi-Überschuss vorliegt, dann können Sie Qigong-Übungen einsetzen, die das Organ, das dem Element des Herrschers beziehungsweise des Überlegenen zugeordnet ist, stärken und stabilisieren. Denn wenn das herrschende Element stark genug ist, kann es das unterlegene besser mäßigen oder kontrollieren. Haben Sie zum Beispiel Beschwerden wie starke innere Unruhe, Zorn, heftige Kopfschmerzen oder Migräne, rotes Gesicht, erhöhten Blutdruck, innerliche Spannung und Tatendrang etc., dann herrscht nach Auffassung der TCM eine Qi-Stagnation im Sinne eines Shi-Fülle-Syndroms in der Leber. In diesem Fall können Sie Qigong-Übungen einsetzen, die guten Einfluss auf die Lunge nehmen. Denn die Lunge gehört zum Element Metall, das das Element Holz, zu dem die Leber gehört, kontrolliert beziehungsweise hemmt.

Epilog und Danksagung

Das vorliegende Buch wurde aufgrund der Anregungen meiner Kurs- und AusbildungsteilnehmerInnen verfasst und hat daher die Form einer detaillierten Übungsanleitung.

Die Hinweise für die Übungspraxis und die methodischen Grundsätze des Qigong, die drei Abhandlungen im Anhang und nicht zuletzt das Glossar sollen das Werk abrunden und helfen, die ganzheitliche Welt der chinesischen Medizin und Philosophie besser zu verstehen.

Auch wenn ich mich bemüht habe, die Übungen so detailliert wie möglich zu beschreiben, so kann dieses Buch doch kein Ersatz für den Unterricht bei einem erfahrenen Lehrer oder einer Lehrerin sein. Vielmehr soll es helfen, das dort Erlernte zu vertiefen und als Gedächtnisstütze beim Üben dienen.

Beim Erstellen des Manuskripts haben mir viele Kursteilnehmer/innen und Kolleg/innen sehr geholfen. Bei ihnen allen möchte ich mich an dieser Stelle herzlich bedanken. Auch Katja Kellner, Ilona Daiker, Almut Schmitz und Thomas Börnchen, die bei der Fertigstellung des Werks mitgewirkt haben, danke ich sehr.

Trotz sorgfältiger Arbeit und wiederholter Durchsicht kann es sein, dass bei der Verwendung des Buches Kritikpunkte und Verbesserungswünsche auftauchen. Darum sind mir konstruktive Anregungen in dieser Hinsicht jederzeit willkommen.

Foen Tjoeng Lie

Adresse des Autors:
Foen Tjoeng Lie
Kolibri Seminare
Wielandstr. 37, D-22089 Hamburg
Email: info@kolibri-seminare.de

Glossar

Akupunktur	Heilmethode der Traditionellen Chinesischen Medizin; über die Nadelung von bestimmten Punkten am Körper (siehe Meridiane und JingLuo) wird eine Heilwirkung erzielt.
BaiHui	20. Punkt des Lenkergefäßes/DuMai (LG 20) oben auf dem Schädel.
BaoPuZi	Werk von Ge Hong (283 – 363 n. Chr.), einem berühmten Arzt, daoistischen Philosoph und Alchimisten.
ChanZuo	Zazen bzw. Zen-Meditation, Methode der stillen Sitzmeditation Siehe ZuoChan.
ChongMai	Vitalgefäß, einer der acht Sondermeridiane,läuft links und rechts auf der Vorderseite des Körpers parallel zum Konzeptionsgefäß/-RenMai.
DaBao	21. Punkt auf dem Milz-Pankreasmeridian (MP 21) im 6. Zwischen-rippen raum auf der mittleren Achsellinie.
DaDun	1. Punkt auf dem Lebermeridian (Le 1) am äußeren Nagelbett der großen Zehe.
DaZhouTian	Großer Qi-Kreislauf, siehe auch ZhouTian.
DaZhui	14. Punkt auf dem Lenkergefäß/DuMai (LG14) unter dem Dornfortsatz des siebten Halswirbels (Vertebra Prominens).
DaiMai	Gürtelgefäß, einer der acht Sondermeridiane, läuft auf Nabelhöhe rund um den Rumpf.
Dantian	Qi-Zentrum im Körper, in dem das Qi konzentriert und kultiviert wird bzw. in dem manche inneren Aufgaben bei Qigong-Übungen umgesetzt werden. Es gibt unterschiedliche Meinungen über den Sitz des Dantian. Üblicherweise wird angenommen, dass das obere Dantian am vorderen Teil des Schädels oder in der Mitte des Brustkorbs sitzt, das mittlere entweder in der Mitte des Brustkorbs oder im Oberbauch und das untere im Unterleib, drei Finger unterhalb des Nabels.
DanTian TuNaFa	Spezielle Atemübung, in der die Atmung imaginär zum Dantian geführt und aus dem Dantian herausgeholt wird.
DanTian WoGong	Dantian-Übung im Liegen.
DanTian ZuoGong	Dantian-Übung im Sitzen.

DaoDeJing	Daoistisches philosophisches Grundwerk, auch Tao Te King, das LaoZi zugeschrieben wird. Es gibt unterschiedliche Angaben über seine Entstehungszeit. Nach Beurteilung der Schriften und der verwendeten Ausdrücke müsste das Werk in der Epoche der frühen Qin-Dynastie (221 – 207 v. Chr.) verfasst worden sein.
DeQi	wörtlich: das Qi erreichen. Im Qigong beschreibt DeQi das Phänomen, dass das Qi gefühlsmäßig wahrgenommen wird.
DingQi	Fachausdruck der daoistischen Alchimie: Kessel, in dem wertvolle Zutaten zu einem Elixier gebraut werden. Im Qigong wird damit häufig das Dantian beschrieben.
Drei Schranken	Siehe SanGuan.
Drei Engpässe	Siehe SanGuan.
Drei Erwärmer	Siehe SanJiao.
Drei Schätze	Siehe SanBao.
DuMai	Lenkergefäß, einer der acht Sondermeridiane, läuft über die Mittellinie auf der Rückseite des Rumpfes von der Steißbeinspitze über den Schädel zum Oberkiefer.
FangSongGong	Übung zur Entspannung im Liegen, FangSong heißt wörtlich „Loslassen“, „sich Fallenlassen“.
Fei	Lunge, eins der fünf Hauptorgane (Zang-Speicher-Organe) der Traditionellen Chinesischen Medizin, das für die Atmung, aber auch für die Abwehr und die Haut zuständig ist.
FengChi	20. Punkt auf dem Gallenblasenmeridian (G 20) an der Schädelbasis am Außenrand des Trapezmuskels.
FengFu	16. Punkt auf dem Lenkergefäß/DuMai (LG 16) zwischen dem Schädel und dem Atlas (erster Halswirbel).
Fülle	auch Fülle-Syndrom, siehe Shi-Fülle.
Fünf Elemente	Siehe WuXing.
Fünf Wandlungsphasen	Siehe WuXing.
Gan	Leber, eins der fünf Hauptorgane (Zang-Speicher-Organe) der Traditionellen Chinesischen Medizin, das nicht nur für den Stoffwechsel, sondern daneben auch für die Regulierung der Funktionsabläufe und für die Emotionen zuständig ist.
GuiXiFa	Schildkröten-Atmung, Intervallatmung.

GuanQiFa	„Qi-Dusche“, eine Qigong-Methode, bei der das Qi, meist von oben nach unten, durch den Körper geführt wird.
GuanChong	1. Punkt auf dem Drei-Erwärmermeridian (3E 1) am äußeren Nagelbett des Ringfingers.
Hauptmeridian	siehe JingLuo.
HouTian ZhiJing	Nachgeburtliche Jing-Essenz, die durch die Atmung und durch die Nahrungsaufnahme gewonnen und in verschiedenen Organen verteilt und gespeichert wird.
HuiYin	1. Punkt auf dem Konzeptionsgefäß/RenMai (KG 1) am Damm, zwischen After und Genitalien.
Hun	geistige Präsenz, Wanderseele, sitzt nach chinesischer Auffassung in der Leber.
HuoHou	„Feuerkraft“, die Intensität der geistigen Energie (oft begleitet von der Atmung) in der daoistischen Qigong-Schule. Es wird zwischen heftigem Feuer, WuHuo, und sanftem Feuer, WenHuo, unterschieden.
JiQuan	1. Punkt auf dem Herzmeridian (H 1) in der Achselhöhle.
JiaJi	wörtlich „zwischen den Wirbeln“, eine häufig genannte Stelle, die das Qi im Qi-Kreislauf zu überwinden hat. Sie liegt entweder am Übergang von der Lendenwirbelsäule zur Brustwirbelsäule oder an der Stelle, wo sich die Verbindungslinie der beiden Ellbogen mit der Brustwirbelsäule kreuzt. Einer der drei Engpässe, siehe SanGuan.
JiaJieFa	Visualisierung; JiaJie heißt wörtlich: „etwas geliehen bekommen, das tatsächlich nicht existiert“.
JianJin	21. Punkt auf dem Gallenblasenmeridian (G 21) auf der höchsten Stelle der Schulter, senkrecht über der Mitte des Schlüsselbeins.
JianYu	15. Punkt auf dem Dickdarmmeridian (Di 15) am Schultergelenk
JinMen	63. Punkt auf dem Harnblasenmeridian (Bl 63) hinter der Basis des fünften Mittelfußknochens.
Jing	Essenz, elementare materielle Grundlagen für das Leben bzw. seine Funktionen, vergleichbar den verschiedenen Wirkstoffen wie Hormonen, Enzymen, Verdauungsäften, Speichel, auch Substanzen wie Vitaminen, Mineralien, Spurenelementen, Eiweiß etc. Der Mensch erbt sie von den Eltern und gewinnt sie nach der Geburt aus der Nahrung.

JingLuo	Meridiansystem, wörtlich „netzartiges Leitungssystem“ (Jing – leiten, Luo – Netz), ein Modell der Traditionellen Chinesischen Medizin für ein netzartiges Transportsystem für Informationen, Blut und Qi, das zwölf paarige Hauptmeridiane, acht Sondermeridiane (QiJing BaMai) sowie diverse Verbindungen umfasst.
JingMai	Jing - Meridian, Mai - Gefäß, also Leitbahn bzw. Meridian (siehe JingLuo).
JingMing	1. Punkt auf dem Harnblasenmeridian (B 1) im inneren Augenwinkel.
JingZuoFa	stilles Sitzen, eine Qigong-Methode.
JinYe	Körperflüssigkeiten.
JuGu	16. Punkt auf dem Dickdarmmeridian (Di 16) am Schultergelenk
KaiLiBu	offene Standhaltung, der Abstand zwischen den Füßen ist in der Regel etwas weniger als schulterbreit und die Knie sind locker, aber nicht gebeugt.
Ke	Überwinden oder unterdrücken, siehe XiangKe.
KongLian	Übungsweise, bei der nur mit der Vorstellung geübt wird
LaoGong	8. Punkt auf dem Perikardmeridian (KS/P 8) in der Mitte der Handfläche zwischen dem dritten und dem vierten Mittelhandknochen.
Leere	auch Leere-Syndrom, siehe Xu-Leere.
LiDui	45. Punkt auf dem Magenmeridian (Ma 45) am äußeren Nagelbett der zweiten Zehe.
LianDan	innere Alchimie, die Kultivierung des eigenen Qi durch verschiedene Übungen, meist im Dantian.
LianQuan	23. Punkt auf dem Konzeptionsgefäß/RenMai (KG 23) am Hals oberhalb des Kehlkopfes.
LiuYinGong	Sechs heilende Laute, siehe LiuZiJue.
LiuZiJue	die Methode der sechs Zeichen, eine Übungsart des Qigong mit Singen von Lauten zur Regulierung des eigenen Qi.
MaBu	Reiterstellung bzw. Sattelsitz, der Abstand zwischen den Füßen ist relativ breit (eine bis zwei Schulterbreiten) mit gebeugten Knien und aufrechter Wirbelsäule.

Meridian	Leitbahn im Körper, insbesondere für das Qi, siehe auch JingLuo.
MingMen	4. Punkt auf dem Lenkergefäß/DuMai (LG 4) unterhalb des Dornfortsatzes des zweiten Lendenwirbels.
MingTianGu	wörtlich „Schlagen der himmlischen Trommel“, mit den Fingern am Hinterkopf schnipsen, wobei die Ohren mit den flachen Händen zugehalten werden
MoNianFa	„Schweigend sprechen“ bzw. Affirmation, eine Qigong-Methode
Moxibustion	Heilmethode der Traditionellen Chinesischen Medizin, die Punkte der Meridiane oder eine bestimmte Region des Körpers werden durch Abbrennen einer Moxa-Zigarre aus getrocknetem Beifußkraut behandelt, wobei die Glut in geringem Abstand zur Haut gehalten wird.
NaoShu	10. Punkt auf dem Dünndarmmeridian (Dü 10) in einer Mulde unterhalb der Schulterblattgräte hinter und unterhalb des Schultergelenks.
NeiDan	innere Alchimie, Übungen der daoistischen Qigong-Schule mit inneren Aufgaben zur Kultivierung des Qi.
NeiDanShu	Qigong-Übungen aus der inneren Alchimie.
NeiDong	spontane innere Bewegung, die bei Qigong-Übungen unwillkürlich auftritt.
NeiGong	inneres Qigong, auch stilles Qigong, Qigong-Übungen mit inneren Aufgaben und ohne bzw. mit wenig äußeren Bewegungen.
NeiGuan	6. Punkt auf dem Perikardmeridian (KS/P 6) zwei daumenbreit oberhalb des Handgelenks auf der Innenseite des Unterarmes.
NeiQi	inneres Qi, das Qi im Inneren des Körpers.
NeiShiFa	„Nach innen schauen“, eine Qigong-Methode .
NeiYangGong	Übung zur inneren Regulation. NeiYang heißt wörtlich „Inneres Pflegen“ bzw. „Inneres Ernähren“.
NiWan	oberflächlicher Punkt des oberen Dantian.
Paradoxe Zwerchfellatmung	eine Atemtechnik im Qigong, bei der mit der Einatmung die Bauchdecke aktiv nach innen gezogen und bei der Ausatmung nach außen gebracht wird.
Po	Körperseele, Instinkt und Reflexe, sitzt nach Auffassung der Traditionellen Chinesischen Medizin in der Lunge.

Qi	häufig als Energie bzw. Lebenskraft übersetzt, im Qigong und der Traditionellen Chinesischen Medizin als Sammelbegriff der Lebensaktivitäten und der dafür notwendigen Substanzen.
Qigong	wörtlich „üben mit dem Qi", Sammelbegriff für Übungen mit unterschiedlichen Methoden, die zum Zweck haben, das eigene Qi zu kultivieren und die Fähigkeit zu erlangen, mit dem Qi zu arbeiten.
QiHai	6. Punkt auf dem Konzeptionsgefäß/RenMai(KG 6), drei Finger unterhalb des Nabels und wird als oberflächlicher Punkt des unteren Dantian angesehen.
QiJing BaMai	acht Sondermeridiane, zweite Gruppe der Meridiane in der Traditionellen Chinesischen Medizin, die unter anderem die zwölf Hauptmeridiane unterstützen, z. B. das Qi zur Verfügung stellen und kanalisieren. Außer Lenkergefäß/DuMai und Konzeptionsgefäß/RenMai besitzen die Sondermeridiane keine eigenen Punkte.
Qi-Kreislauf	Siehe auch ZhouTian.
QiMen	14. Punkt auf dem Lebermeridian (Le 14) am Rippenbogen im 6. Zwischenrippenraum.
QingQi	klares Qi der Natur, Sauerstoff.
RenMai	Konzeptionsgefäß, einer der acht Sondermeridiane, läuft auf der Vorderseite des Rumpfes über die Mittellinie vom Damm zur Unterlippe.
RenZhong	26. Punkt auf dem Lenkergefäß/DuMai (LG 26) oberhalb der Oberlippe in der Mitte der Furche.
SanBao	„Drei Schätze", Bezeichnung für die drei wichtigsten Komponenten im Qigong: Jing-Essenz, Qi und Shen-Geist.
SanGuan	drei Engpässe bzw. Schranken, die das Qi beim Qi-Kreislauf überwinden müssen. Die Stellen werden unterschiedlich lokalisiert, siehe WeiLü, JiaJi, YuZhen.
SanJiao	„Drei Erwärmer", ein Modell der Traditionellen Chinesischen Medizin, das zwar als Organ angesehen wird, aber seinen Aufgaben nach dem gesamten Stoffwechselsystem nahe steht. Es wird unterteilt in ShangJiao, oberer Erwärmer, zuständig für Atmung und Kreislauf, ZhongJiao, mittlerer Erwärmer, zuständig für Verdauung und Stoffwechsel sowie XiaJiao, unterer Erwärmer, zuständig für die Ausscheidung von Stoffwechsel- und Verdauungsabfällen und Sexualität.

SanYuanZhuang	eine geläufige Methode der „Stehenden Säule“, ZhanZhuang, mit drei Kreisen: zwischen den Beinen, zwischen den Armen und zwischen den Händen.
ShanZhong	auch TanZhong genannt; oberflächlicher Punkt des mittleren Dantian und 17. Punkt auf dem Konzeptionsgefäß/RenMai (KG 17) auf dem Brustbein in Höhe des vierten Zwischenrippenraumes.
ShangYang	1. Punkt auf dem Dickdarmmeridian (Di 1) am inneren Nagelbett des Zeigefingers.
ShaoChong	9. Punkt auf dem Herzmeridian (H 9) am inneren Nagelbett des kleinen Fingers.
ShaoShang	11. Punkt auf dem Lungenmeridian (Lu 11) am äußeren Nagelbett des Daumens.
ShaoZe	1. Punkt auf dem Dünndarmmeridian (Dü 1) am äußeren Nagelbett des kleinen Fingers.
Shen	Geist, auch als Sammelbegriff für sämtliche intellektuellen Aktivitäten bzw. Leistungen.
Shen	Niere, eins der fünf Hauptorgane (Zang-Speicher-Organe) der Traditionellen Chinesischen Medizin, das für den Wasserstoffwechsel und daneben auch für Vitalität und Sexualität zuständig ist. Das chinesische Zeichen ist anders als das für Geist.
ShenMai	62. Punkt auf dem Harnblasenmeridian (B 62) unterhalb des äußeren Knöchels.
Sheng	entstehen, fördern, siehe XiangSheng.
ShengJiang KaiHeFa	eine Qigong-Methode, das Heben und Senken von Qi.
ShengZhi ZhiJing	Jing-Essenz der Fortpflanzung, siehe XianTian ZhiJing.
Shi	Fülle oder Fülle-Syndrom, beschreibt in der Traditionellen Chinesischen Medizin das stabile Qi oder heftige Symptome bzw. übermäßige Reaktionen im Falle einer Erkrankung.
ShouJueYin XinBaoJing	Perikardmeridian, auch Kreislauf-Sexusmeridian, einer der zwölf Hauptmeridiane.
ShouShao Yang SanJiaoJing	Drei-Erwärmermeridian, auch Dreifacher-Erwärmermeridian, einer der zwölf Hauptmeridiane.

ShouShao Yin XinJing	Herzmeridian, einer der zwölf Hauptmeridiane.
ShouTaiYang XiaoChangJing	Dünndarmmeridian, einer der zwölf Hauptmeridiane.
ShouTaiYin FeiJing	Lungenmeridian, einer der zwölf Hauptmeridiane.
ShouYangMing DaChangJing	Dickdarmmeridian, einer der zwölf Hauptmeridiane.
ShouXing	Gottheit für langes Leben.
ShuFu	27. Punkt auf dem Nierenmeridian (N 27) unterhalb des Schlüsselbeins am Ansatz des Brustbeins.
ShuXiFa	eine Qigong-Methode, bei der durch das Zählen der Atemzüge innere Ruhe erlangt wird.
ShuiGu ZhiQi	Nahrungs-Qi (Nährstoffe aus der Nahrung und dem Wasser).
SiZhuKong	23. Punkt auf dem Drei-Erwärmermeridian (3E 23) am äußeren Ende der Augenbraue.
Sondermeridian	siehe auch QiJing BaMai.
SuWen	„Schlichte Fragen", ist ein Teilband aus dem „Klassiker des Gelben Kaisers", dem HuangDi NeiJing, einem Grundlagenwerk der Traditionellen Chinesischen Medizin, und wurde angeblich in der Epoche der streitenden Reiche (475 – 221 v. Chr.) verfasst.
SuiXiFa	eine Qigong-Methode, die danach strebt, durch bewusste Begleitung der Atmung innere Ruhe zu erlangen.
TaiXiFa	Embryonale Atmung, eine Atemtechnik des Qigong mit Verlangsamung und Vertiefung der Atemzüge.
Taijiquan	auch TaiChiChuan geschrieben, innere Kampfkunst, sogenanntes Schattenboxen. Die Bewegungen werden in einer festgelegten Abfolge, der „Form", fließend ausgeführt. Es gibt verschiedene Stile. Zusätzlich zu den Hand- bzw. Faustformen gibt es in jedem Stil zahlreiche Waffenformen (z. B. mit Schwert, Säbel, Hellebarde, Stock), außerdem Partnerformen und Freikampf.
TCM	Abkürzung für Traditionelle Chinesische Medizin.
TianChi	1. Punkt auf dem Perikardmeridian (KS/P 1) im vierten Zwischenrippenraum, eine Daumenbreite außen neben der Brustwarze.

TianTu	22. Punkt auf dem Konzeptionsgefäß/RenMai (KG 22) am Hals oberhalb des Brustbeins, zwischen den Schlüsselbeinen in der Jugulargrube.
TianZiZhuang	„Die Methode des chinesischen Zeichens ‚Himmel'“, Variation der Stehenden Säule/ZhanZhuang.
Tiao	regulieren, ordnen und anpassen.
TiaoShen	Schulung des Körpers, eine der drei Hauptmethoden des Qigong zur Qi-Regulierung und –Schulung.
TiaoXi	Schulung der Atmung, eine der drei Hauptmethoden des Qigong zur Qi-Regulierung und –Schulung.
TiaoXin	Schulung des Geistes, eine der drei Hauptmethoden des Qigong zur Qi-Regulierung und -Schulung. Xin bedeutet wörtlich Herz und wird als Gefühle und Sitz des Geistes angesehen.
TingGong	19. Punkt auf dem Dünndarmmeridian (Dü 19) zwischen äußerem Gehörgang und Kiefergelenk.
TongZiLiao	1. Punkt auf dem Gallenblasenmeridian (G 1) am äußeren Augenwinkel.
Tuina	traditionelle chinesische Heilmassage, eine Heilmethode der Traditionellen Chinesischen Medizin mit Massage von Punkten, Meridianen und auch Muskelgruppen sowie Mobilisierung der Gelenke.
TuNaFa	bewusste Atemführung, Tu wörtlich Ausspucken, Na wörtlich Aufnehmen. TuNa: „das verbrauchte Qi ausatmen und das frische Qi einatmen“.
WaiJing NeiDong	„äußerlich ruhig, innerlich rege“ bzw. „körperlich ruhig und geistig achtsam“, Beschreibung eines Qigong-Zustandes, ein Ziel des Übens.
WaiQi LiaoFa	Behandlung mit äußerem Qi, eine Behandlungstechnik im Qigong. Patient oder Patientin erhält passiv Qi von der behandelnden Person, um das eigene Qi anzuregen und zu regulieren.
WeiDao	28. Punkt auf dem Gallenblasenmeridian (G 28) unterhalb des Knochenvorsprungs des Darmbeins am äußeren Ende der Leistenbeuge.
WeiLü	„Schwanzende“, auch ChangQiang (lang anhaltende Kraft) genannt, 1. Punkt auf dem Lenkergefäß/DuMai (LG 1) am Ende des Steißbeins; einer der drei Engpässe, siehe SanGuan.

WeiQi	Abwehr-Qi.
WenHuo	sanftes Feuer, siehe HuoHou.
WuCai Qigong	Fünf-Farben-Meditation.
WuHuo	kräftiges Feuer, siehe HuoHou.
WuXing	Fünf Wandlungsphasen oder Elemente, eine grundlegende Theorie der Traditionellen Chinesischen Medizin bzw. der chinesischen Philosophie. Alle Dinge werden aufgrund ihrer Eigenschaften den Elementen Holz, Feuer, Erde, Metall und Wasser zugeordnet. Ihre Wechselbeziehungen werden anhand fördernder (XiangSheng) und hemmender (XiangKe) Kräfte erklärt.
Wushu	Bezeichnung für Kampfkunst, in der die körperlichen Fertigkeiten und nicht die Effektivität von Verteidigung und Angriff im Vordergrund stehen.
XianTian ZhiJing	Vorgeburtliche/vererbte Jing-Essenz. Nach Auffassung der Traditionellen Chinesischen Medizin erhält der Embryo bei der Zeugung von beiden Elternteilen diese vorgeburtlichen Essenzen, die dann die Stabilität der späteren Gesundheit im Sinne von Erbanlagen und Konstitution mitbestimmen.
XiangKe	wechselseitige Mäßigung oder Beherrschung. Nach der Theorie der WuXing (fünf Elemente/Wandlungsphasen) halten sich die einzelnen Elemente wechselseitig unter Kontrolle, um in Zusammenarbeit mit der wechselseitigen Förderung (XiangSheng) ein Gleichgewicht zu gewährleisten.
XiangSheng	wechselseitige Förderung bzw. Entstehung, siehe auch XiangKe.
XiaoZhouTian	Kleiner Qi-Kreislauf, siehe auch ZhouTian.
Xin	Herz, eins der fünf Hauptorgane (Zang-Speicher-Organe) der Traditionellen Chinesischen Medizin, das sowohl für den Blutkreislauf wie für die geistigen Aktivitäten zuständig ist.
XingQi	das Qi führen oder zirkulieren.
XingYiQuan	Faustkampftechnik nach den Fünf Elementen, eine der inneren Kampfkünste.
Xu	Leere oder Leere-Syndrom, beschreibt in der Traditionellen Chinesischen Medizin das schwache Qi oder schwache Symptome bzw. unzureichende Reaktionen im Falle einer Erkrankung.

XuBu	„Leere"-Schritt, eine Körperhaltung in Qigong, Taijiquan und Wushu. Man steht auf einem Bein und lässt den Fuß des anderen Beines ohne oder nur mit geringer Gewichtsbelastung auf dem Boden ruhen.
XuBuZhuang	die Methode des Leere-Schritts, Variation der Stehenden Säule/ZhanZhuang.
XuanJi	21. Punkt auf dem Konzeptionsgefäß/RenMai (KG 21) auf dem oberen Teil des Brustbeins in Höhe des Ansatzes der ersten Rippe.
Xue	Blut.
XueWei	Akupunkturpunkte bzw. Punkte auf dem Meridian, an denen pathologische Veränderungen durch verschiedene Reaktionen (Schmerz, Rötung, Verspannung etc.) sichtbar werden. Um eine Heilwirkung herbeizuführen, wird von außen eine Reizung vorgenommen (Nadelung, Wärme oder Massage).
YaMen	15. Punkt auf dem Lenkergefäß/DuMai (LG 15) unterhalb des Schädels zwischen den Dornfortsätzen des ersten und zweiten Halswirbels.
Yang	vielschichtiger Begriff in der Traditionellen Chinesischen Medizin und der chinesischen Sprache für Phänomene bzw. Dinge, denen Eigenschaften wie warm, aktiv, steigend, oben, vermehrend usw. entsprechen.
YangBai	14. Punkt auf dem Gallenblasenmeridian (G 14) eine Daumenbreite oberhalb der Augenbrauenmitte.
YangQiaoMai	Yang-Gefäß der Beweglichkeit, einer der acht Sondermeridiane.
YangWeiMai	Yang-Gefäß der Verbindung/Regulation, einer der acht Sondermeridiane.
YangXing YanMingLu	Werk von Tao HongJing (456 – 536 n. Chr.), einem berühmten Arzt und Pharmakologen aus der Epoche der südlichen und nördlichen Dynastien (420 – 589 n. Chr.), beschrieb die Übung der Sechs heilenden Laute.
YaoShu	2. Punkt auf dem Lenkergefäß/DuMai (LG 2) zwischen Steißbein und Kreuzbein.
YaoWu	Arznei, bezeichnet im Qigong die körpereigenen Ausgangsmaterialien (Jing-Essenz, Qi und Shen-Geist).

Yi	Gedanken, Aufmerksamkeit, Vorstellen, Begreifen und Verlangen, die nach Auffassung der Traditionellen Chinesischen Medizin im Organ Milz-Pankreas sitzen.
YiShi DaoYin	Methode der bewussten Führung, eine Qigong-Methode der Qi-Lenkung.
YiShouFa	„Sich bewusst sammeln“, eine Qigong-Methode der Konzentration.
Yin	vielschichtiger Begriff in der Traditionellen Chinesischen Medizin und in der chinesischen Sprache für Phänomene bzw. Dinge, denen Eigenschaften wie kalt, passiv, senken, unten, vermindernd usw. entsprechen.
YinBai	1. Punkt auf dem Milz-Pankreasmeridian (MP 1) am inneren Nagelbett der großen Zehe.
YinQiaoMai	Yin-Gefäß der Beweglichkeit, einer der acht Sondermeridiane.
YinWeiMai	Yin-Gefäß der Verbindung/Regulation, einer der acht Sondermeridiane.
YingQi	Ernährendes Qi, anders als Nahrungs-Qi (ShuiGu ZhiQi) handelt es sich hier mehr um die Funktionen der Verdauung und Stoffwechsel und manches Mal auch die topische Funktion des Kreislaufs.
YingXiang	20. Punkt auf dem Dickdarmmeridian (Di 20) neben dem Nasenflügel.
YongQuan	1. Punkt auf dem Nierenmeridian (N 1) auf dem vorderen Drittel der Fußsohle.
YouMen	21. Punkt auf dem Nierenmeridian (N 21) im Oberbauch.
YuanQi	Ursprüngliches Qi, auch ZhenQi (Wahres Qi) genannt, das aus den vorgeburtlichen Essenzen von beiden Elternteilen entwickelt und auch als Antriebskraft angesehen wird.
YuZhen	„Jadekissen“, am Übergang der Halswirbelsäule zum Hinterkopf unterhalb des Knochenvorsprungs; einer der drei Engpässe, siehe SanGuan.
YunQi	Qi steuern bzw. lenken.
Za Zen	siehe ZuoChan.

ZangFu	Sammelbegriff der Traditionellen Chinesischen Medizin für die inneren Organe. Sie werden in Zang-Speicherorgane (Herz, Lunge, Leber, Milz, Niere und Herzbeutel) und Fu-Hohlorgane (Magen, Dünndarm, Dickdarm, Gallenblase, Harnblase und Drei-Erwärmer) unterschieden.
ZangFu ZhiJing	Jing-Essenz der Organe, siehe HouTian ZhiJing.
ZhanZhuang	„Stehende Säule", eine Qigong-Methode zur körperlichen Kräftigung, zum Loslassen und zur Qi-Stabilisierung. Meist steht man (zwischen mehreren Minuten und einer halber Stunde) in einer Position bzw. Körperhaltung und versucht innerlich loszulassen, oft mit Führung des Atems.
ZhanZhuang WoGong	„Stehende Säule im Liegen", eine abgewandelte Übung der Stehenden Säule, die im Liegen praktiziert wird.
ZhaoHai	6. Punkt auf dem Nierenmeridian (N 6) an der Innenseite des Fußes.
ZhenQi	Wahres Qi, siehe YuanQi.
Zhi	Ambition, Durchsetzungskraft, die nach Auffassung der Traditionellen Chinesischen Medizin in den Nieren sitzt.
ZhiYin	67. Punkt auf dem Harnblasenmeridian (B 67) an der Außenkante der fünften Zehe, direkt neben dem Nagelbett.
ZhongChong	9. Punkt auf dem Perikardmeridian (KS/P 9) an der Kuppe des Mittelfingers.
ZhongFu	1. Punkt auf dem Lungenmeridian (Lu 1) etwa eine Daumenbreite unter dem äußeren Ende des Schlüsselbeins.
ZhongJiao	mittlerer Erwärmer, ein Teilbereich des Drei-Erwärmers, siehe auch SanJiao.
ZhongWan	12. Punkt auf dem Konzeptionsgefäß/RenMai (KG 12) in der Mitte des Oberbauchs.
ZhouTian	Qi-Kreislauf, auch Himmlischer Kreislauf genannt, Fachbegriff im Qigong für Übungen der Qi-Führung. Das Qi wird durch den ganzen oder einen Teil des Körper, meist über die Meridiane, zirkuliert. Man unterscheidet den Kleinen (XiaoZhouTian) und den Großen Qi-Kreislauf (DaZhouTian).
ZhouTianGong	Übungen mit dem Qi-Kreislauf, siehe ZhouTian.
ZhuBin	9. Punkt auf dem Nierenmeridian (N 9) neben dem Schienbein, etwas tiefer als die Mitte, auf der Unterschenkelinnenseite.

ZongQi	Essentielles Qi, auch Atem-Qi bzw. Atmungs-Qi genannt, wird aus dem klaren Qi (Luft bzw. Sauerstoff) und der Nahrungs-Qi (Nährstoffe und Wasser) im oberen Erwärmer zusammengesetzt.
ZuJueYin GanJing	Lebermeridian, einer der zwölf Hauptmeridiane.
ZuSanLi	36. Punkt auf dem Magenmeridian (Ma 36) vier Finger breit unterhalb des Kniegelenks an der Außenseite des Unterschenkels.
ZuShaoYang DanJing	Gallenblasenmeridian, einer der zwölf Hauptmeridiane.
ZuShaoYin ShenJing	Nierenmeridian, einer der zwölf Hauptmeridiane.
ZuTaiYang PangGuangJing	Harnblasenmeridian, einer der zwölf Hauptmeridiane.
ZuTaiYin PiJing	Milz-Pankreasmeridian, einer der zwölf Hauptmeridiane.
ZuYangMing WeiJing	Magenmeridian, einer der zwölf Hauptmeridiane.
ZuoChan	Za Zen bzw. Zen-Meditation, eine buddhistische Meditation im Sitzen, die unter anderem das Ziel verfolgt, die Erleuchtung in einem gedankenfreien Zustand mit hellwacher Achtsamkeit zu erlangen.
ZuoGong	sitzende Qigong-Übungen.
ZuQiaoYin	44. Punkt auf dem Gallenblasenmeridian (G 44) am äußeren Nagelbett der vierten Zehe.
Zwerchfellatmung	auch Bauchatmung genannt. Bei der Einatmung senkt man das Zwerchfell in den Bauch, bei der Ausatmung hebt es sich in den Brustkorb zurück.

Sachregister

H

I

J

K

L

M

N

P

Q

W

X

Y

Z

Literaturverzeichnis

An, Bang: Handbuch der Qigong-Behandlung (Qi Gong Zhi Bing Quan Shu), Verlag für Wissenschaft und Technik, Inneres Mongolei, 1997

Autorengruppe: Auswahl der Qigong-Übungen (Qi Gong Jing Xuan), Volksport Verlag, Peking, 1981

Autorengruppe: Auswahl der Qigong-Übungen – Fortsetzung (Qi Gong Jing Xuan – Xu Pian), Volksport Verlag, Peking, 1985

Autorengruppe: Qigong Wörterbuch (Jian Ming Qi Gong Ci Dian), Verlag für Wissenschaft und Technik, Shanghai, 2000

Chen, Bing: 100 Fragen zum Buddhistischen Qigong (Fo Jiao Qi Gong Bai Wen), Verlag für China Aufbau, Peking, 1989

Chen, Bing: 100 Fragen zum Daoistischen Qigong (Dao Jiao Qi Gong Bai Wen), Verlag für China Aufbau, Peking, 1992

Duan, Guo Guang: wirksame Therapie der häufigen Krankheiten durch Qigong (Chang Jian Bing Qi Gong Shu Xiao Liao Fa), Verlag für Wissenschaft und Technik, Nanning, 1995

Li, De Xin: Praktische Grundlagen der Traditionellen Chinesischen Medizin (Shi Yong Zhong Yi Ji Chu Xue), Verlag für Wissenschaft und Technik, Shan Yang, 1985

Lie, Foen Tjoeng: Wissenwertes vom Qigong, Kolibri Verlag, Hamburg, 1995

Lie, Foen Tjoeng: Handbuch der chinesischen Akupressur, Kolibri Verlag (in Vorbereitung)

Lü, Guang Rong: Grundlage des Qigong (Qi Gong Xue Ji Chu), Volkshygiene Verlag, Peking, 1996

Ma, Chun: Qigong zur Kräftigung (Qiang Shen Qi Gong), Volksport Verlag, Peking, 1981

Ma, Ji Ren: Lehre des chinesischen Qigong (Zhong Guo Qi Gong Xue), China Book Press, Hongkong, 1985

Ma, Ji Ren: Praktisches Wörterbnuch des medizinischen Qigong (Shi Yong Yu Xue Qigong Ci Dian), Verlag für Wissenschaft und Technik, Shanghai 1989

Ma, Li Tang: Yang Qigong zur Kräftigung (Yang Qi Gong Yang Jian Shen Fa), Volksport Verlag, 1985

Qiu, Ling: Auswahl populärer Qigong-Übungen in China (Zhong Guo Liu Xing Qi Gong Xuan), Verlag für Wissenschaft und Technik, Guangdong 1987

Qiu, Ling: Auswahl populärer Qigong-Übungen in China – Fortsetzung (Zhong Guo Liu Xing Qi Gong Xuan – Xu Pian), Verlag für Wissenschaft und Technik, Guangdong 1988

Qiu, Mao Liang: Chinesische Akupunktur (Zhen Jiu Xue), Verlag für Wissenschaft und Technik, Shanghai,1985

Wang, Mei Zhi: Richtlinien des Qigong-Studiums (Qi Gong Ciu Lian Zhi Nan), Wissen Verlag, Peking, 1992

Wu, Jin: Quintessenz der Buddhistischen Gesundheitsförderung (Fo Jia Yang Sheng Yao Zhi), Verlag für Wissenschaft und Technik, Tai Yuan, 1994

Xiao, Tian Shi: Grundlage der daoistischen Gesundheitsförderung (Dao Jia Yang Sheng Xue Gai Yao), Heng Chang Verlag, 1981

Yu, Yong Nian: Gesundheitsförderung durch Stehende Säule (Zhan Zhuang Yang Sheng Fa), Erdbeben Verlag, Peking, 1988

Zhao, Bao Feng: Grundriss der chinesischen Qigong-Lehre (Zhong Guo Qi Gong Xue Gai Lun), Verlags für Volkshygiene, Peking, 1991

Zhou, Ji Long: Chinesisches Qigong (Zhong Guo Qi Gong), Verlag der TCM-Universität, Shanghai, 1996

Zhuo Da Hong: Allgemeines Wissen der therapeutischen Gymnastik (Yi Liao Ti Yu Chang Shi), Volksport Verlag, Peking, 1976

Videos aus dem Kranich Verlag

Die Videos aus dieser Reihe sind in erster Linie für Übende gedacht, die die gezeigten Formen bereits kennen und für sich üben möchten. Alle Formen werden vollständig in frontaler (Süden) und seitlicher (Osten) Ansicht gezeigt, einzelne Folgen und Bewegungen zusätzlich aus weiteren Perspektiven. Vorführende sind die DozentInnen der Kolibri-Sommer-Akademie, Frau Jian und Herr Su, beide Mitglieder der Taijiquan & Wushu Research Association der Stadt Guangzhou sowie Herr Lie, Ausbildungsleiter der Kolibri-Seminare.

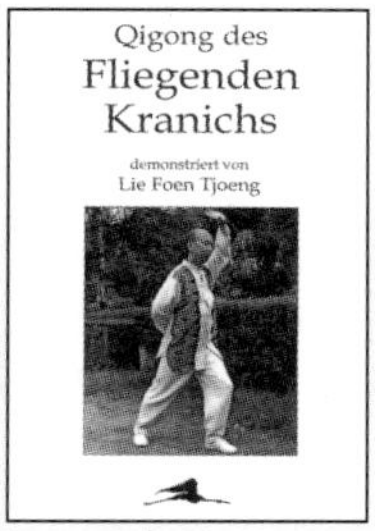

Foen Tjoeng Lie

Video: Qigong des fliegenden Kranichs

Kranich-Qigong (He Xiang Zhuang) wurde in den siebziger Jahren von Meister Zhao Jinxiang entwickelt. Dabei wurde er durch viele bekannte alte Qigong-Formen inspiriert. In kürzester Zeit wurde diese Form in China und Ausland sehr populär. Dem Kranich Qigong werden Wirkungen wie Beseitigung von Qi-Blockaden und Aufhellung der psychischen Stimmung zugeschrieben. Das Video zeigt die 5 Teil-Übungen des Qigong des fliegenden Kranichs.

Gesamtlaufzeit: 47 Minuten

17-13 € 35,00

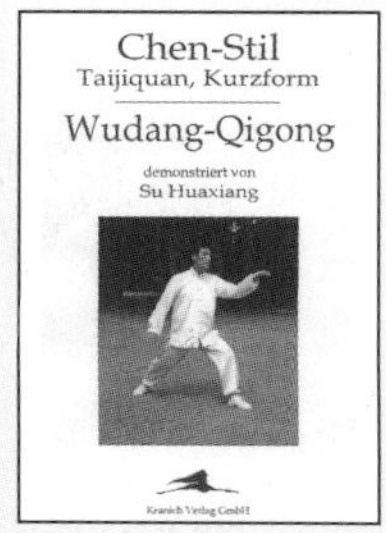

Su Huaxiang

Chen Stil Taijiquan, Kurzform / Wudang Qigong

Die Kurzform des Chen-Stil Taijiquan ist eine der populärsten Formen dieses Stils. Sie wurde von Meister Chen Xiao Wang zusammengestellt und ermöglicht einen guten Einstieg in den Chen-Stil. Wudang Qigong ist eine traditionelle Qigong-Form der daoistischen Schule. Durch die fließenden Bewegungen werden Zhen-Qi, Jing-Essenz und Shen-Geist optimal geschult.

Gesamtlaufzeit: 35 Minuten (Chen-Stil 24 Min. / Wudang Qigong 11 Min.)

18-46 € 28,00

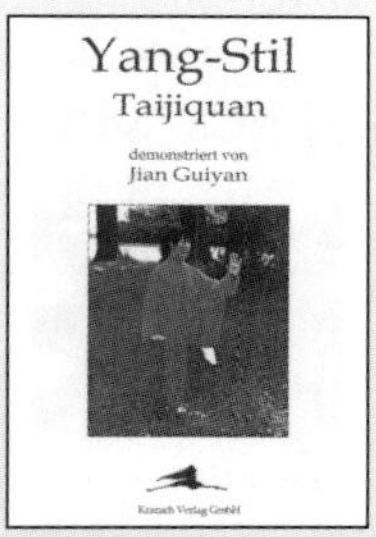

Jian Guiyan

Yang-Stil Taijiquan

Die traditionelle Form des Yang-Stils mit 85 Folgen ist neben der sogenannten "Kurzen Peking-Form" die weltweit meist verbreitete Taiji-Form. Frau Jian zeigt die Form hier so, wie sie von Meister Yang Zhendou, dem jüngsten Sohn des Altmeisters Yang Chengfu, gelehrt wurde.

Gesamtlaufzeit: 59 Minuten

18-45 € 44,00

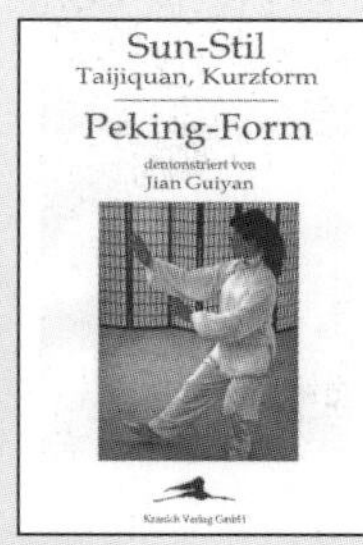

Jian Guiyan

Sun-Stil Taijiquan; Kurzform / Tajiquan, kurze Peking-Form

Der Sun-Stil Taijiquan ist der jüngste der traditionellen Taiji-Stile. Es gehört zum Xiaojia ("kleiner Bewegungsrahmen") und zeichnet sich durch Gewandtheit und harmonischen Wechsel der Bewegungen aus. Die hier gezeigte Kurzform wurde von Frau Jian konzipiert und von der Meisterin des Sun-Stils, Sun Jianyun autorisiert. Die kurze Peking-Form mit 24 Folgen ist neben dem traditionellen Yang-Stil die bekannteste Taijiquan-Form und Pflichtfach an Chinas Schulen.

Gesamtlaufzeit: 48 Minuten
(Sun-Stil: 14 Min. / Peking-Form: 34 Min.)

18-44 € 28,00

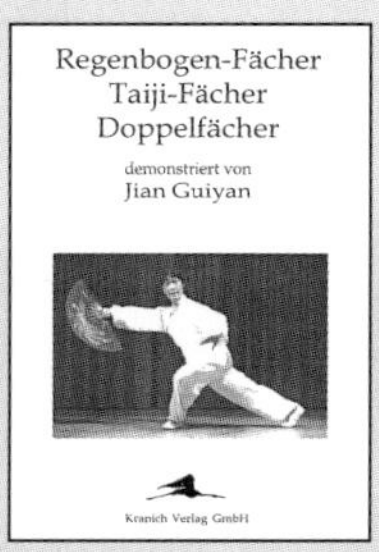

Jian Guiyan

Fächerformen

Das Video enthält die beliebte Regenbogen-Fächerform, die in China populäre Taiji–Fächer und Taiji–Doppelfächer Form. Gesamtlaufzeit 37 Minuten

18–67 € 30,00

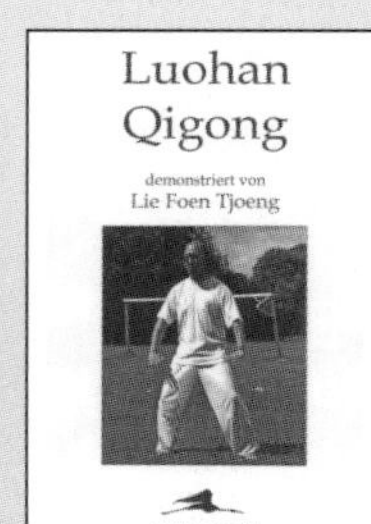

Foen Tjoeng Lie

Video: Luohan Qigong

Luohan Qigong soll aus dem buddhistischen Shaolin-Kloster stammen. Es ist durch die kraftvolle Übungsweise und intensive Atemarbeit gekennzeichnet und bewirkt eine deutliche Stärkung von Körper und Geist. Es wird als eine der Grundübungen für die Kondition und Gesundheit in vielen Wushu-Schulen praktiziert.

Gesamtlaufzeit: 48 Minuten

17-12 € 35,00

Weitere Videos finden Sie in unserem Katalog.

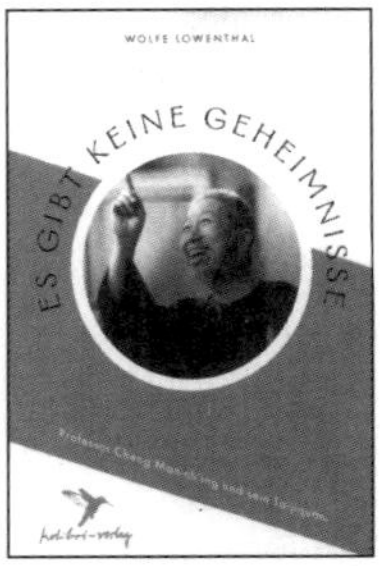

Wolfe Lowenthal

Es gibt keine Geheimnisse

Professor Chen Man-Ch'ing und sein Tajiquan

Professor Chen Man-Ch'ing galt schon zu Lebzeiten als Legende. Der Autor, der den „Meister der fünf Vortrefflichkeiten" (Taijiquan, Malerei, Kalligraphie, Dichtkunst und Medizin) selbst kannte porträtiert ihn auf sehr lebendige und persönliche Weise. Dabei geht er besonders auf die Anwendbarkeit des Taijiquan im Alltag ein. In einem Glossar werden die Grundbegriffe des Taiji und der daoistischen Philosophie erklärt. Ein Buch für alle, die mehr über Taijiquan als „Dao", als Lebensweg wissen möchten.

185 Seiten, mit Abbildungen auf Tafeln, kartoniert

18-15v € 15,90

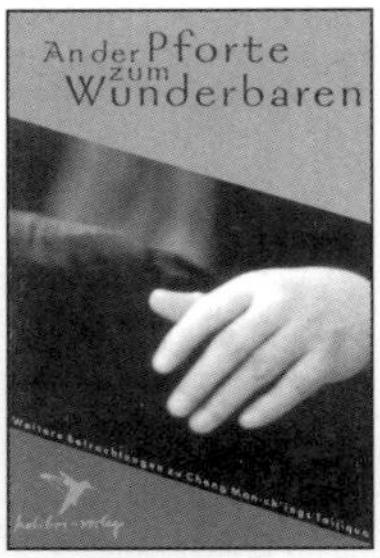

Wolfe Lowenthal

An der Pforte zum Wunderbaren

Weitere Betrachtungen über Chen Man-ch'ing's Taijiquan

Mehr als nur die Fortsetzung von „Es gibt keine Geheimnisse". Viele Themen aus dem ersten Buch werden aufgegriffen, jedoch aus nochmals anderen Blickwinkeln dargestellt. Auch die Zeit vor und nach Chen Man-ch'ing's Aufenthalt in New York wird mit einbezogen. Darüber hinaus beschreibt Lowenthal auch seine ganz persönlichen Erfahrungen als Taiji-Schüler und -Lehrer.

164 Seiten, Abbildungen, kartoniert

18-33v € 15,90

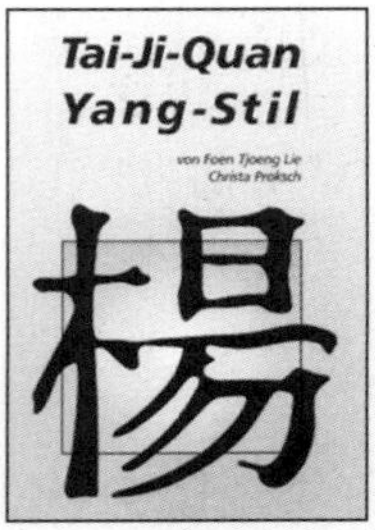

Foen Tjoeng Lie / Christa Proksch

Tai-Ji-Quan Yang-Stil

Dieses Übungsbuch bietet eine vollständige Beschreibung der Yang-Form, so wie sie von Altmeister Yang Cheng Fu in seinen späteren Lebensjahren festlegte wurde. Alle Folgen der Form sind durch Photoserien, Schrittdiagramme, ausklappbares Bewegungsdiagramm sowie drei herausnehmbare Schautafeln genau nachvollziehbar.

256 Seiten, zahlreiche Abbildungen, 3 Schautafeln & 1 Bewegungsdiagramm

18-13V € 30,50

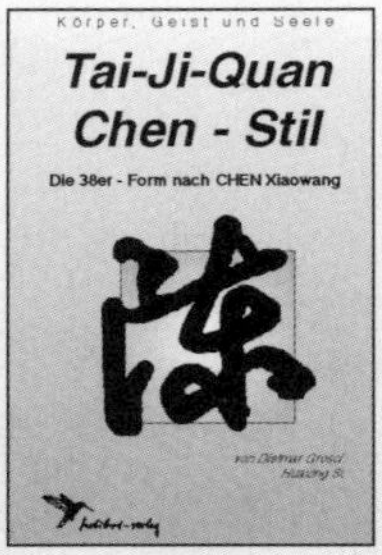

Dietmar Grosch, Su Huaxiang

Tai-Ji-Quan Chen-Stil

Die 38er Form nach Chen Xiaowang

Erstmals in deutscher Sprache wird hier die 38er Form des Chen-Stils beschrieben. Sie wurde von Großmeister Chen Xiaowang entwickelt und ist die ursprüngliche Form des heute verbreiteten Tai-Ji-Quan. Das Buch ist durch seine detaillierten Fotos und die genauen Beschreibungen ein wichtiges Nachschlagewerk und eine sehr wertvolle Übungshilfe.

204 Seiten, 454 Abb., Spiralheftung, fester Einband, 2 Poster.

18-79V € 29,50

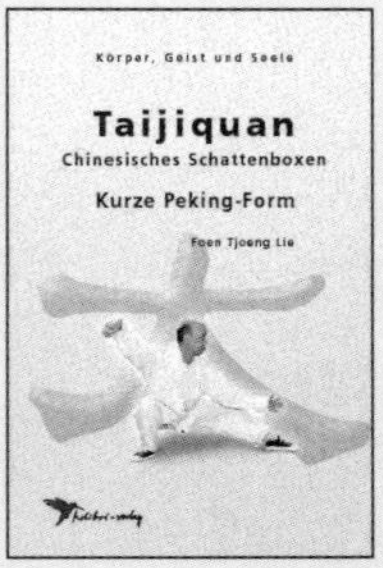

Foen Tjoeng Lie

Tai-Ji-Quan

Chinesisches Schattenboxen – Weg zu innerer Harmonie

Die Peking-Form ist die in der westlichen Welt meist bekannte und verbreitete Form des Taijiquan. In diesem „Klassiker" wird in Schritt-für Schritt-Bildfolgen die Form ausführlich gezeigt. Darüber hinaus bietet das Buch eine allgemeine Einführung in die Entwicklung des Taijiquan, seine Grundlagen und Wirkungen auf den Organismus.

146 Seiten, zahlreiche s/w-Abbildungen, 2 Übungsposter, Spiralbindung.

18-12v € 23,50

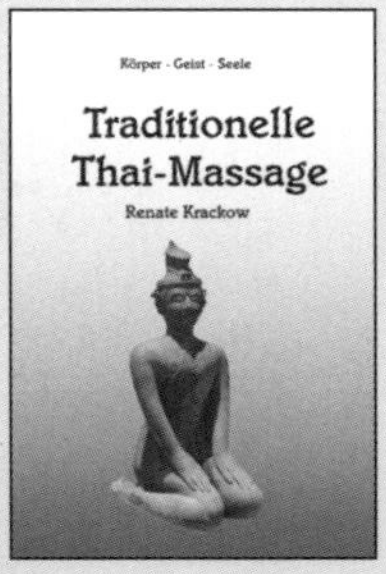

Renate Krackow

Traditionelle Thai Massage

Geschichte und Technik

Massage ist ein wesentlicher Bestandteil der traditionellen Medizin Thailands.
Das Buch beschreibt Ursprung, Geschichte, Entwicklung und Stile der Thai Massage und ermöglicht dem Leser anhand zahlreicher Illustrationen und Photos sich diese harmonisierende und ganzheitliche Massageform anzueignen.

118 Seiten, div. Abbildungen, kartonierte Spiralbindung

07-10V € 28,90